MONOGRAPHIEN AUS DEM GESAMTGEBIETE DER NEUROLOGIE UND PSYCHIATRIE
HERAUSGEGEBEN VON
O. FOERSTER-BRESLAU UND K. WILMANNS-HEIDELBERG
HEFT 60

DIE BEGINNENDE PARALYSE

EINE KLINISCHE UND PSYCHOPATHOLOGISCHE STUDIE

VON

DR. HANS BÜRGER-PRINZ
PRIVATDOZENT FÜR PSYCHIATRIE UND NEUROLOGIE
OBERARZT DER PSYCHIATRISCHEN UND NERVENKLINIK DER UNIVERSITÄT KÖLN

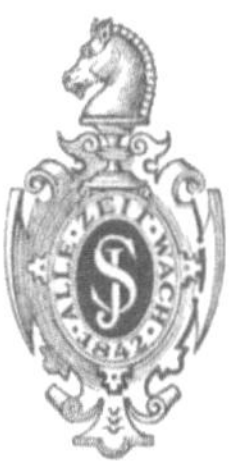

Springer-Verlag Berlin Heidelberg GmbH
1931

ISBN 978-3-662-36174-0 ISBN 978-3-662-37004-9 (eBook)
DOI 10.1007/978-3-662-37004-9

Ursprünglich erschienen bei Julius Springer in Berlin 1931.
Softcover reprint of the hardcover 1st edition 1931

Vorwort.

Die nachfolgende Arbeit benutzt ausschließlich Material der Heidelberger Klinik. Meinem damaligen verehrten Lehrer, Herrn Professor WILMANNS, bin ich zu tiefem Dank verpflichtet für die Möglichkeit, die er mir zur Sammlung dieses Materials gab und für die gütige Erlaubnis zur weiteren Verwertung. Im wesentlichen wurde die Arbeit zu Anfang des Jahres 1930 der Kölner Fakultät als Habilitationsschrift vorgelegt. Meinem jetzigen Chef und ersten Lehrer, Herrn Professor ASCHAFFENBURG, habe ich für die mir gezeigte Anteilnahme zu danken. Ich gebe mir die Ehre, ihm die Schrift darzubringen.

Köln, im März 1931.

Der Verfasser.

Inhaltsverzeichnis.

I. Einleitung.

Die Aufgabe vorliegender Arbeit ist, einen Vergleich aufzustellen zwischen den klinischen Bildern, die beginnende Paralysen vor und nach der Malaria- bzw. Fieberbehandlung bieten. Diese Vergleichung soll dazu dienen, Material zu schaffen zu der — wie E. MEYER kürzlich noch feststellte — bisher zu wenig behandelten Frage: Lassen sich aus dem klinischen Zustands- und Verlaufsbilde der Paralysen vor der Behandlung prognostische Schlüsse für den Behandlungserfolg ziehen? GERSTMANN streift diese Frage nur kurz, gibt aber der Meinung Ausdruck, daß die klinische Form der Paralysen prognostisch von Bedeutung sei. E. MEYER erinnert an die Erfahrungen der älteren Psychiatrie, daß expansive Paralysen die häufigsten Spontanremissionen zeigten (ebenso PÖNITZ). Er sucht Fingerzeige zu geben für die Fieberbehandlung, indem er Paralysen mit Lähmungserscheinungen, aphatischen Störungen als dafür prognostisch ungünstig ansieht. Auch PÖNITZ hebt energisch die Wichtigkeit der prognostischen Fragestellung hervor und bemüht sich aus somatischen Momenten: Alter, Dauer des Prozesses, schätzungsweisem Grad der Hirnzerstörung zu festeren Gesichtspunkten zu kommen. Das unterbreitete Material unserer Arbeit soll mit dazu verhelfen, auf einer psychologisch-klinischen Basis eine breitere Diskussionsmöglichkeit zu schaffen. Weiterhin wollen wir einen Beitrag zur Psychologie der Demenz liefern, da hier die Sachlage seit der Heilbarkeit der Paralyse gegenüber früher weitgehend verändert ist, worauf z. B. STEINER schon hinwies.

Ich werde eine andere klinische Einteilung der Krankheitsbilder versuchen, als sie bisher üblich war und wie sie durch die ungeheure Literatur über die Paralyse und durch die bisher geleistete klinische und psychopathologische Arbeit gewissermaßen sanktioniert ist.

Folgende Gründe haben mich bewogen, den Versuch einer anderen Einteilung zu machen: die Schilderungen der hauptsächlichen, klinischen Formen der Paralyse, wie sie in den Lehrbüchern von KRAEPELIN, BLEULER, BUMKE oder in den Monographien von MENDEL, HOCHE verwendet werden, beschränken sich auf einige Hauptformen, wie depressive, expansive, einfach demente, agitierte Paralysen, wozu dann noch die Aufzeigung der „Randsymptome“ tritt: paranoide, delirante, schizophrene Züge im Krankheitsbild und evtl. noch das neurasthenische Prodromalsyndrom. Noch GERSTMANN verwendet eine ähnliche Einteilung. Es ist jedoch zu bedenken, daß dieses Schema aus einer Zeit stammt, in der man immer die Paralysen in ihrem *ganzen*, prinzipiell deletären Verlauf vor Augen hatte, der zudem, wie CARRIÈRE in anderem Zusammenhang hervorhebt, sehr rapid war. Die klinische Orientierung richtete sich nach Verlaufsformen, die möglichst die ganze Strecke vom Beginn bis zum Ausgang der Erkrankung umfaßten. Seit den Erfolgen der Fiebertherapie ist hier das

Blickfeld aber wesentlich verändert. Die Aufmerksamkeit des Klinikers gilt viel mehr als früher der beginnenden Paralyse. Die Stellung der Diagnose ist ja heute viel wesentlicher geworden als früher, weil Zeitverlust unter den jetzigen Bedingungen Verlust an unschätzbarem, nicht wieder zu gewinnendem therapeutischem Boden bedeutet. Zudem hat sich in der Demenzfrage, der Methodik ihrer Bearbeitung und ihrer Theorie vieles grundlegend geändert. Zwar wird man in den klinischen Schilderungen der Paralysen bei KRAEPELIN, HOCHE, BUMKE kaum ein psychopathologisches Moment vermissen. Allen Veränderungen in sämtlichen psychischen Provinzen: Wille, Aufmerksamkeit, Intelligenz, Interessen, Affekten, Triebleben ist man seit Jahrzehnten sorgfältig nachgegangen. Es fehlt aber der Zusammenschluß solcher Einzelsymptome zu festeren Syndromen. Das liegt sicher zum großen Teil an dem oben schon berührten Moment; die klinische Schilderung der Paralysen beherrschte das Symptom des allgemeinen, dementiven Abbaus. Wesentliche Einzelbilder, einheitliche Strukturbilder wurden schon deshalb nicht herausgehoben, da notwendig mit dem Fortgang des Krankheitsprozesses die einzelnen Paralysen in ihrer Erscheinungsform sich immer ähnlicher wurden. Mit dem Untergang der Intelligenzfunktionen, dem immer weiter sinkenden Persönlichkeitsniveau (STERTZ), der charakterlichen Entdifferenzierung wird ja eine Paralyse in ihrem äußeren Bilde der anderen immer ähnlicher. Kraß drückt dies HOCHE aus, wenn er sagt, daß der Paralytiker auf die Stufe des Tieres herabsinke. Man kann paradox sagen: am Ende des Prozesses gibt es keine Paralytiker mehr, sondern nur noch eine Paralyse. Zudem war früher in der Forschung das Augenmerk nicht in dem Maße wie heute darauf eingestellt, differenziertere Syndrome des Persönlichkeitsabbaus aufzustellen oder gar solche Syndrome aus einer oder wenigen Grundkomponenten in ihrem Strukturaufbau klarzulegen. Der Versuch, organische Persönlichkeitsveränderungen zurückzuführen auf Grundstörungen und der Auswirkung dieser Störungen auf alle seelischen Funktionsgebiete nachzugehen, ist ja durchaus ein Gewinn, den die Klinik dem Studium aphasischer Erscheinungen und den Forschungen über Hirnverletzte verdankt.

Auch BOSTROEM bringt in seiner letzten größeren Zusammenfassung seiner Aufgabe gemäß eine Darstellung der Paralyse in ihrem gesamten klinischen Verlauf. Aber er versucht schon das ganze klinische Bild in Verlaufs- und Strukturformen zu trennen. Dabei verwendet er die älteren Einteilungsprinzipien als Aufbaumaterial für die einzelnen Strukturformen. Auf diese Arbeit sei nachdrücklich verwiesen.

Wenn nun die Tatsache der Ausgleichung im Laufe des Krankheitsprozesses besteht, so wäre doch immer noch die Möglichkeit gegeben, wenigstens für die beginnende Paralyse, einheitlichere Syndrome aufzustellen. Für diese Aufgabe, der ich mich unterziehe, ist dann aber die alte klinische Einteilung zu weitmaschig und zu sehr von 3 Faktoren allein beherrscht: Veränderungen der Stimmung, des Tempos und vom Intelligenzabbau. Alle diese Begriffe müssen natürlich jetzt hier im weitesten Sinn verstanden werden, so daß also unter Stimmung das ganze Gefühls- und Affektleben überhaupt zu verstehen ist. Andrerseits ist aber doch eine zu weitgehende Loslösung vom alten, erworbenen Forschungsbesitz äußerst untunlich, denn zweifellos sind eindrucksvolle, charakteristische Zustands- und Verlaufsformen der Paralyse in dem alten Schema eingefangen. Der gangbarste Weg schien daher, das alte Schema nach Möglichkeit beizubehalten, aber den Versuch zu machen, es weiter zu differenzieren und das Schema so auszugestalten und zu bereichern.

Nun stellen sich einem solchen Versuch aber ganz erhebliche Schwierigkeiten entgegen. Es ist wesentlich, sie klarzulegen und sich ihrer bewußt zu bleiben, um eine saubere Unterlage für kritische Auseinandersetzungen zu schaffen. Man hat keinerlei über mehr oder minder wahrscheinliche Vermutungen hinausgehende Gewähr, aus dem klinischen Bilde Schlüsse auf Ausdehnung, Dauer, Entwicklungstempo des Krankheitsgeschehens selbst zu ziehen. Fast alle solche Feststellungen sind retrospektiv. Nimmt man die Krankheitsbilder nach der Fieberkur hinzu, so ist der Boden nicht viel sicherer. Denn der Psychopathologe, der Kliniker hat keinerlei Kenntnis davon, inwieweit der Prozeß nach der Kur sich noch ausgewirkt hat. Er kann auch nach dem Ablauf einer, sagen wir einmal in gewissen Grenzen erfolgreichen Kur nicht ohne weiteres sagen: übriggeblieben ist eine Schädigung des Affekt- und Trieblebens, also ist für die Struktur des psychischen Bildes bei dem Patienten diese Schädigung das wesentliche Grundelement, das ,,Achsensyndrom" (Hoche) gewissermaßen von Anfang an gewesen, und die Intelligenzstörungen waren nur Randsymptome. [Diese Fragen haben, wie man sieht, durchaus Ähnlichkeit mit den bei den Psychosen nach der Malariabehandlung neuerdings lebhaft diskutierten Zusammenhängen zwischen endo- und exogenen Faktoren (zuletzt Carrière).] Für die Gestaltung des Krankheitsprozesses sind weiterhin so viele Faktoren biologischer Natur mitbestimmend, z. B. Konstitution, Alter usw., daß psychologische Schlüsse, Feststellungen und klinische Umgrenzungen immer auf schwankendem Boden stehen werden. Ist man sich schon dieser nicht zu vermeidenden Relativitäten bewußt, so treten neue auf, wenn man darangeht, ein Material zu schaffen, das anscheinend eindeutige und einfache Begrenzungen erfährt und unter zunächst klaren Gesichtspunkten ausgesucht ist.

Wo soll man, wenn man beginnende Paralysen untersuchen will, die zeitliche Grenze ziehen? Soll man sie dann legen, wenn, soweit die klinische Feststellung reicht, der Prozeß manifest seit 1—2 Monaten besteht, oder soll man kürzere bzw. längere Zeiträume wählen? Der alte Begriff des Vorstadiums ist wohl heute zu entbehren, seitdem die vermehrten und differenzierteren Untersuchungsmethoden hier die sichere Diagnose schon sehr früh erlauben, man also eine manifeste Paralyse vor sich hat, wenn die ,,Neurasthenie" einsetzt.

Bostroem läßt den Begriff des Vorstadiums noch gelten und faßt es mit Bumke und Stertz als eine organische Reaktionsform auf die doch nicht klar empfundene Krankheit auf. Bostroem hebt weiter hervor, daß dieses psychische Bild auch bei anderen exogenen Hirnschädigungen auftauchen könne, und daß die Diagnose in diesem Stadium durchaus nicht sicherzustellen sei, sondern daß man nur sagen könne, eine Paralyse sei im Anzuge. Zwar ist natürlich eine manifeste Paralyse etwas anderes wie eine beginnende, aber ich meine trotzdem, man sollte diesen Begriff des neurasthenischen Vorstadiums fehlen lassen. Ich hoffe in meiner Einteilung zeigen zu können, daß man diesen verschwommenen Begriff völlig entbehren kann, wenn man eben unter den beginnenden Paralysen mehr differenziert. Man sollte doch so wenig als irgend möglich den Neurastheniebegriff in seiner Vieldeutigkeit verwenden.

Wenn in der vorliegenden Arbeit die Grenze auf ½ Jahr festgesetzt ist, gleichgültig an welchen Symptomen, mit welchen Methoden die Diagnose gestellt wurde, wenn diese nur sicher war, so hat das eine gewisse Willkürlichkeit, aber doch auch einige gute Gründe. Der eine ist die Sicherstellung der Diagnose. Alle möglichen klinischen Zweifel müssen behoben sein. Ferner mußte ein gewisser Zeitraum des Krankseins verstrichen sein, um die Herausbildung eines bestimmteren Typus zu gewährleisten. Daß der Zeitraum nicht weiter gesteckt wurde, hat seinen Grund darin, daß natürlich auch vermieden werden mußte, allzu verfallene Bilder zu untersuchen, um dem oben erwähnten Ausgleichungsprozeß aus dem Wege zu gehen. Dann aber spielte noch ein Gesichtspunkt mit, der uns sehr wichtig zu sein scheint, die Anamnese.

Die Schwierigkeiten gründlicher, ausreichender Anamnesenerhebung sowohl bei dem Patienten wie auch bei seinen Angehörigen, die Rolle des Milieus hierbei, des Intelligenzgrades, der Anteilnahme usw. brauchen hier nicht erörtert zu werden. Bostroem z. B. betont sie nachdrücklich. Erfahrungsgemäß hat sich uns ergeben, daß bei sonst guten Vorbedingungen über den Zeitraum von ½ Jahr hinaus kaum eine einwandfreie, auf feinere Symptomatik abgestellte Anamnese erhebbar ist. Zumal ist dies der Fall bei Demenzprozessen wie der Paralyse, wo eindrucksvolle Symptome, wie Wahnideen, Halluzinationen usw. die geringste Rolle spielen, und wo es viel mehr auf Art und Weise des Gedächtnisabbaus, Äußerungsform der Ermüdbarkeit usw. ankommt. Hierfür kann man aus einem Zeitraum von ½ Jahr noch durchaus verwertbare Angaben erhalten.

Ähnliche Schwierigkeiten stellen sich natürlich bei den Nachuntersuchungen nach der Kur ein. Besonders Bostroem hat hier auf den großen Einfluß, den Intelligenz, Reagibilität der Umgebung, Art und Anforderungen des Milieus z. B. im Beruf spielen, aufmerksam gemacht. Feinste Veränderungen werden dem Nachuntersucher und sogar den Angehörigen des Patienten entgehen, darin hat Bostroem sicher recht; doch ist diese Reservatio wohl mehr nur theoretischer Natur als prinzipiell wichtig. Hinzu kommen natürlich noch Faktoren anderer Art: Irgendwelche andersartigen Krankheiten, z. B. Tuberkulose, Alkoholismus usw., können das Bild erheblich ändern und beeinflussen und damit Erscheinungen schaffen, die nicht ohne weiteres auf den paralytischen Prozeß als solchen bezogen werden dürfen. Wir haben auch die Katamnesengrenze auf das Minimum eines halben Jahres festgesetzt. Einigermaßen ist dann eine Sicherheit für die Erfolgsbeurteilung gegeben, wenn es auch unzweifelhaft Fälle gibt, bei denen der psychische Sanierungsprozeß noch das Mehrfache an Zeit gebraucht. Doch sind solche Fälle Ausnahmen.

Für die Einteilung der Zustände nach der Fieberkur haben wir wie für die Zustände vor ihr psychopathologisch-klinische Gesichtspunkte gelten lassen. Wir sind damit von der durch Gerstmann inaugurierten Einteilung nach sozialen Gesichtspunkten (Berufsfähigkeit) abgewichen. Das hat seine Notwendigkeit, weil die Arbeit ja auch zur Struktur der Demenz einen Beitrag liefern soll. Zur Aufstellung psychopathologischer Syndrome genügt aber natürlich das Gerstmannsche Schema, das nur der Beurteilung des Heilerfolges überhaupt dient, nicht.

Unser Material umfaßt demnach Paralysen, die höchstens ½ Jahr klinisch manifest sind, und die mindestens ½ Jahr nach der Fieberkur nachuntersucht werden konnten. Juvenile Paralysen und solche bei Patienten über 55 Jahren wurden ausgeschieden, um dem Einfluß des Lebensalters wenigstens eine äußerste Begrenzung zu setzen. Abgesehen hiervon wurden alle Paralysen verwertet, männliche und weibliche, ohne irgendwelche Ausnahmen. Es blieben dann aus dem Zeitraum 1926 bis 1928 noch 56 Fälle. Gewiß wird es noch andere Formen beginnender Paralysen geben, die zufällig in diesem verhältnismäßig kleinen Material nicht vorhanden sind. Wir werden uns bei diesem Punkt noch einmal aller der Relativitäten insgesamt bewußt, die man sich vor Augen halten muß, wenn klinische, psychopathologische Schlüsse aus dem Material gezogen werden. Das ganze Problem ist zu umfassend, als daß mehr als ein möglichst solider Beitrag zur Diskussion über dieses Gebiet zu liefern möglich wäre.

Wie bei jeder Aufstellung von Krankheitstypen sind die Abgrenzungen notwendig unscharf. Übergänge sind bei einer derartig vielgestaltigen Krankheit, wie es die Paralyse ist, selbstverständlich. Andererseits muß der Typ so gut bestimmbar sein, einen so festen Zentralpunkt als Bezugssystem haben, daß er wiedererkennbar wird. Die folgende Aufstellung beschränkt sich daher nicht darauf, nur auf *einer* bestimmten Basis gewisse Typen herauszustellen, sondern die psychologischen Ebenen, auf denen sie sich aufbauen, wechseln, um der Fülle der Erscheinungensform gerecht zu werden. Prinzipiell werden folgende Gesichtspunkte zur Verwendung kommen. Entweder ist das zur Typik verarbeitete Moment das einzige überhaupt vorhandene Symptom oder besser Symptombündel, z. B. körperliche Störungen. Oder alle übrigen vorhandenen Symptome lassen sich auf Störungen in einem gewissen psychischen Bereich zurückführen, z. B. Antriebsverlust. Es ist weiterhin möglich, eine bestimmte Gesamtstruktur aufzustellen, die formal dem psychischen Bild Gestalt verleiht. Oder es ist dasjenige Moment verwendet, das dem Krankheitsbilde den Akzent, das ganz bestimmte Gesicht verleiht, den beherrschenden Zug darstellt, z. B. die Bewußtseinstrübung. Schließlich sind bestimmte Totalsyndrome verwendet, nicht nur formaler Natur, sondern klinisch beschreibender Art, z. B. exogene Reaktionstypen.

Aber auch diese Prinzipien lassen sich nicht überall aufrechterhalten. So wird z. B. ein Typus wie die Allgemeindementen seine Bestimmung aus dem Nichtvorhandensein irgendeines besonderen Akzentes, einer bestimmten Struktur, eines fester umschreibbaren klinischen Syndroms erfahren. Denn ebenso wie mit dem Begriff der „Einfachdementen" oder „Dementen" überhaupt ist mit Allgemeindement zunächst nur etwas recht Äußerliches gesagt. Seine Berechtigung nimmt der Begriff aber daher, daß tatsächlich diese Bilder nur in langer Aufzählung aller einzelnen Veränderungen in allen psychischen Provinzen definierbar sind. Die klassischen Schilderungen der Paralyse sind ja voll davon. Auf die Ähnlichkeitsbeziehungen der einzelnen Typen mit Bildern bei andersartigen Erkrankungen z. B. bei Infektionen, Vergiftungen, Hirntraumen usw. wird kaum einzugehen sein, da sie hier nicht interessieren. Da die Einordnung wesentlich klinischen Zwecken dienen soll, werde ich von weitergehenden psychologischen Erörterungen absehen und nicht etwa, z. B. beim Antriebsverlust die ganze Problematik dieses Begriffes diskutieren. Die verwendeten Bezeichnungen, Begriffe, Bestimmungen sind durchweg solche, wie sie in der Klinik heute zu den gebräuchlichen gehören. Als Verständigungsmittel sind sie anerkannt, mögen auch in ihrer theoretischen Formung, Wertung und Ableitung große

Meinungsverschiedenheiten herrschen. Diese Diskussionen gehören aber in die allgemeine Psychopathologie, deren Probleme und Problemlösungen vorausgesetzt und hier nicht erörtert werden können.

Ein kurzes Wort ist noch zur Methodik der Untersuchungen über Intelligenzstörungen zu sagen. Ich habe mich in keiner Weise auf bestimmte Methoden beschränkt. Reihenuntersuchungen mit bestimmten, fest umschriebenen Fragestellungen sind sicher wertvoll, solange die Psychopathologie des ganzen Krankheitsbildes noch in Frage steht. Wenn z. B. in früheren Arbeiten die Merkfähigkeit, Aufmerksamkeit usw. der Paralytiker untersucht wurden, wenn man den Gesetzen ihrer Assoziationsstörungen, ihrer Wahrnehmungsfunktionen usw. nachging, so waren die Ergebnisse von großem Wert für die Psychopathologie der Paralyse überhaupt. Sie besagen aber aus den oben schon dargelegten Gründen weniger für die beginnenden Paralysen. Andererseits entheben uns diese Untersuchungen nicht der Notwendigkeit, auch andere Fragestellungen an das Krankheitsbild heranzutragen, und vor allen Dingen dürfen sie keine Beschränkung bilden in dem Sinne, als sei es nun die Hauptsache, Merkstörungen und dergleichen aufzusuchen. Die Methodik der Untersuchung ergibt sich nur aus dem Einzelfall. Einen Kranken mit einer eindrucksmäßig zunächst auffallenden allgemeinen Verlangsamung wird man anders untersuchen als einen geschwätzigen, produzierenden Bewußtseinsgetrübten. Ich werde also keine Reihenergebnisse bieten können mit bestimmten Resultaten (etwa die Gedächtnisfunktionen der Paralytiker sind nach diesen oder jenen bestimmten Richtungen abgeändert), vielmehr wird es mein Bemühen sein, bei den Einzeltypen bestimmte Züge, z. B. formale der Gedächtnisfunktionen zu umschreiben, die für diesen Typus charakteristisch zu sein scheinen. Auch dies aber wird nur geschehen, wenn Gedächtnisstörungen überhaupt ein wesentliches Element in der Struktur des Bildes darstellen. Alle nur üblichen Methoden, wie Bildbeschreibung, Ordnen von Bildern und Gegenständen, Bildung von Definitionen, Ähnlichkeitspaaren, Begriffsbildung, Einprägen von Geschichten, Nacherzählen, Sinnerfassung usw. sind jeweils in den Einzelfällen angewendet worden. Die Ergebnisse sind aber nur da niedergelegt, wo sie für den Typus wesentlich, d. h. von bestimmter Wertigkeit sind, und soweit sie nicht nur für einen momentanen Zustand des Patienten Gültigkeit haben.

Das Recht zur Typisierung der Fälle überhaupt und die Berechtigung, bei bestimmten Arten von Persönlichkeitsveränderungen den Hauptakzent auf eine bestimmte seelische Provinz, ein bestimmtes Funktionsgebiet zu legen, ist aus der Erfahrung genommen. Einmal aus der Tatsache, daß die Patienten unvoreingenommen untersucht und dargestellt sind, und dann aus der anderen, daß organische Prozesse gewisse Seelengebiete erheblich schädigen können und andere relativ mehr intakt lassen, woran auch die moderne Ganzheitsbetrachtung nichts geändert hat. Wohl ändert sich immer der Kranke in seiner Totalität, aber diese Veränderung ist unter Umständen zurückführbar auf eine oder wenige bestimmte Störungen in bestimmbaren psychischen Bereichen.

Auf das Problem der Demenz und des Verhältnisses der Intelligenzstörungen zur Demenz, zum Abbau der Persönlichkeit wird generell einzugehen sein.

II. Die Syndrome.

1. Die körperlich Gestörten.

Diese Fälle, die sich durch das Fehlen aller tiefgehenden psychischen Symptome auszeichnen, können ganz kurz abgehandelt werden. Wie die folgende in Kürze wiedergegebene Krankengeschichte zeigt, liegen in der Hauptsache lediglich körperliche Störungssymptome vor. Psychisch sind die hierhin gehörigen Patienten völlig intakt, zum wenigsten sind psychische Störungen weder anamnestisch noch explorativ in nennenswertem Maße faßbar.

Fall 1. L., R., geb. 24. 9. 1886.

L. stammt aus einfachem Arbeitermilieu. Eine besondere Belastung ließ sich nicht nachweisen. Er entwickelte sich normal. Auf der Schule fiel ihm das Lernen schwer, er blieb einmal sitzen. Er war ein stillvergnügtes Kind, leicht erziehbar, hilfreich und gutmütig. Später lernte er als Maurer und war dann eine Zeit lang Fuhrmann. Von 1907—1910 diente er aktiv in der Marine, wo er 1909 Obermatrose wurde. Dann arbeitete er als Hilfsmaschinist. 1914 wurde er zum Krieg eingezogen und durch einen Oberarmschuß links im Jahr 1915 verwundet. Die Heilung zögerte sich sehr lange hinaus. Bis zum Schluß des Krieges war er dann wieder im Feld, zeichnete sich nicht besonders aus, tat aber seine Pflicht wie jeder andere. Mit den Kameraden kam er sehr gut aus. Da er an seiner Frau, mit der er seit 1913 verheiratet war, sehr hing, litt er im Kriege sehr unter der Trennung.

Mit der Frau lebt er ausgezeichnet. Sie schildert ihn als einen sehr fleißigen und aktiven Menschen, der immer sorgte, daß er Arbeit hatte und unglücklich war, wenn er einmal eine Zeitlang ohne Beschäftigung sein mußte. In der Fabrik ist er sehr beliebt, fügte sich überall gut ein, kam mit seinen Kollegen immer sehr gut aus. Man konnte sich immer sehr gut mit ihm aussprechen. Er war nicht nachhaltend und um seine Frau sehr besorgt. Zu Hause tat er alle Arbeit, die er tun konnte.

Luetische Infektion im Jahre 1910. Damals eine Schmierkur. Seit Sommer 1927 stellten sich häufig reißende und ziehende Schmerzen im linken Bein ein, die hinauf zogen bis zur Hüfte. Dabei trat ab und zu das Gefühl von Pelzigsein in der Fußsohle ein. Während des Winters traten hier und da Magenschmerzen auf, die krampfartig und sehr heftig waren. Er setzte aber trotzdem mit der Arbeit nicht aus. Seit Februar 1928 kamen aber anfallsweise sehr starke Kopfschmerzen in der Hinterkopfgegend hinzu, die oft so heftig wurden, daß er sie kaum ertragen konnte. Wegen dieser Schmerzen ging er zum Arzt, der die Rückenmarksflüssigkeit untersuchte und ihn dann in die Klinik schickte.

L. wurde hier vom 16. 4. 1928 — 3. 6. 1928 behandelt. Er klagte vor allen Dingen über die Kopfschmerzen, die wegen ihrer Schwere und Heftigkeit einen großen Eindruck auf ihn gemacht hatten. Dabei bewertete er diese Beschwerden aber durchaus nicht über, sondern schilderte sie sachlich und objektiv. Deutlich merkte man aber eine gewisse Angst vor der Möglichkeit, daß er schwer krank werden könne. Er wartete mit sichtlicher ängstlicher Spannung auf das Resultat der Untersuchung. Bei einer Unterhaltung über die Art seiner Erkrankung war er völlig einfühlbar bedrückt, bewahrte aber Haltung und überantwortete sich willig den einzuschlagenden Behandlungsmethoden. Er war einsichtig, sich der Schwere seiner Verantwortung, seines Leidens durchaus bewußt. Auch sonst war er psychisch vollkommen intakt, zeigte nicht die geringsten Intelligenz- oder Affektstörungen.

Körperlicher Befund: Die Pupillen waren ungleich, linke > rechte, linke entrundet. Reaktion auf Licht rechts träger als links, Konvergenzreaktion vorhanden. Im Reflexsystem fand sich lediglich eine leichte Steigerung der Bauchdeckenreflexe rechts. Der linke Achillessehnenreflex war sehr erschöpfbar. Im linken Arm und linken Bein bestand leichte Ataxie. Auf der Innenseite beider Oberschenkel bestand deutliche Störung der Schmerz- und Temperaturempfindung. Die Wassermannsche Reaktion im Blutserum war negativ. Im Liquor (Lumbalpunktion) war Nonne-Apelt positiv, Zellzahl 87, Eiweiß nach Nissl 3 Teilstriche, Goldsol und Mastixreaktion zeigte deutliche Paralysekurve. WaR. positiv.

Am 4. 5. 1928 wurde L. mit Malaria geimpft. Er machte 7 Fieberzacken durch, die letzte am 16. 5. 1928.

Die Behandlung vertrug L. ausgezeichnet. Er war stets völlig geordnet, zeigte keinerlei psychische Veränderungen, die über eine bei der Höhe des Fiebers verständliche Schwäche und Ermüdbarkeit hinausgingen.

Bei der Entlassung fühlte er sich äußerst wohl, war froh, daß er die Behandlung durchgemacht hatte, fühlte sich frisch und gesund, so wie er sich in den letzten Wochen vor der Behandlung nicht gefühlt hatte. Über die Untersuchung sprach er völlig korrekt und einsichtig, wie er auch sonst psychisch in keiner Weise auffällig war.

Nachuntersuchung am 17. 2. 1929: Nach Angaben der Frau ist er völlig unverändert, wie früher. Auch seine Schmerzen im Kopf und in den Beinen haben sich verloren. Lediglich bei der Arbeit spürt er, daß er etwas ermüdbarer ist als früher. Die schwere Fabrikarbeit strenge ihn mehr an. Er muß sich abends gleich ins Bett legen. Sonst sei er ganz der alte, nicht etwa stiller oder aufgeregter als früher. Patient selbst bestätigte diese Schilderung und brachte auch lediglich vor, daß er bei der Arbeit leichter müde werde, daß diese ihn mehr anstrenge, als dies früher der Fall gewesen sei. Sonst sei er wieder völlig der alte, fühle sich vor allem dadurch erheblich erleichtert, daß er die Kopfschmerzen und die ihn sehr quälenden Beinschmerzen verloren habe. In der Unterhaltung hatte man einen Menschen vor sich, dem man in keiner Weise irgendeinen Defekt anspürte.

Natürlich haben die körperlichen Symptome ihre Auswirkung auf Lebensfreude, Berufstätigkeit, Allgemeinverhalten, aber in derselben Weise, in der dies auch sonst eine körperliche Erkrankung irgendwelcher Natur zu zeigen pflegt. Man kann nun zwar mit Recht sagen, daß diese Zweiteilung körperlich—psychisch und Rückwirkung des einen auf das andere in dieser einfachen Form der veränderten Situation des Kranken als eines krank gewordenen Menschen nicht gerecht wird. Der Kranke ist in seinem „Gesundheitsgefühl" geschädigt, erlebt eine Zustandsänderung seiner Vitalschicht, die ich in anderem Zusammenhange die „leibnahe" genannt habe. Die dualistische Trennung körperlich—psychisch ist hier der Sachlage nach nur theoretisch und als grobe Orientierung möglich. Das Erlebnis des Kranken selbst gibt bei einer Erkrankung wie der progressiven Paralyse keine Gewähr und keine Sicherheit, tatsächlich schon vorhandene psychische Veränderungen scharf von einfachen Erlebnisformen des Krankseins zu trennen, und damit psychische Störung selbst und Reaktion auf den Prozeß immer auseinanderzuhalten. Gegen eine Aussage, wie z. B. der Kranke kann nicht denken, weil er Kopfschmerzen hat, kann man mit Recht einwenden: der Zustand der Denklähmung als psychischer und der körperliche der Kopfschmerzen gehören zusammen und bedeuten eine Gesamtzustandsänderung der Persönlichkeit innerhalb der „leibnahen" Schicht. Doch habe ich schon früher betont, daß bei solchen Störungen potentiell wenigstens die psychischen Funktionen alle erhalten sind. Sie sind nur lahmgelegt, abgesperrt, aber nicht in sich verändert. Es besteht zugespitzt gesagt: eine Störung des Denkens, aber keine Denkstörung im funktionalen Sinne. So wesentlich solche Gedankengänge aber für eine differenziertere Psychopathologie sind, so wenig kann sich die Klinik mit ihnen befassen. Die Tatsache bleibt bestehen, daß jede psychische Veränderung der hier gemeinten Fälle als Reaktion auf die körperlichen Symptome verständlich und einfühlbar ist. Diese angeschnittenen Fragen über die Wechsel- bzw. Rückwirkung körperlicher Störungen auf das Psychische werden besonders schwierig bei der leichten Depression des folgenden Falles:

Fall 2. M. F., geb. 3. 10. 1874.

M. stammt aus unbelasteter Familie. Aus seiner eigenen Kindheit ist nichts Besonderes zu berichten. Auf der Schule lernte er gut. Nach der Schulentlassung arbeitete er in der väterlichen Landwirtschaft. Mit 20 Jahren trat er bei einem Kavallerieregiment ein und kapitulierte dann ebenfalls bei der Kavallerie. Nach 11 jähriger Dienstzeit nahm er als Vizewachtmeister seine Entlassung. Er war zunächst Schulportier, dann eine Zeitlang Schutzmann und schließlich bei einem Proviantamt als Verwalter. Seit 1913 ist er pensioniert wegen rheumatischer Schmerzen in allen Gliedern. Diese seien damals so erheblich gewesen, daß er sehr oft nicht habe arbeiten können. Während der Kriegszeit wurde er als Ausbildungsunteroffizier verwendet. Nach dem Kriege ging er wieder nach Hause, wo er eine kleine Landwirtschaft mit seinen Kindern bearbeitet.

Seit 1900 ist er verheiratet. 3 gesunde Kinder leben. Die Frau hat keine Fehlgeburten durchgemacht.

1892 infizierte er sich luetisch. Er wurde damals mit einer Quecksilberschmierkur behandelt und bekam später noch Pillen und Jodkali.

Die reißenden Schmerzen in den Gliedern ließen nie ganz nach. Während des Krieges traten auch mehrfach Beschwerden beim Urinieren auf. Manchmal ging der Urin auch unmerkbar ab.

Er wird als ein im allgemeinen beweglicher, etwas pedantisch genauer und strenger Mensch geschildert. Er hatte sehr viel Interessen, orientierte sich über alle politischen Tagesereignisse gründlich.

Seit April 1927 wurde M. zu Hause stiller, gedrückter, war klagsam, es sei ihm nicht wohl, er fühle, daß alle seine Kräfte nachließen, mit ihm sei nichts mehr los; er werde alt, werde wohl bald sterben. Sein Appetit ließ nach. Nachts schlief er sehr unruhig, lag oft stundenlang wach. Er klagte sehr darüber, daß seine geistigen Kräfte nachließen. Tatsächlich interessierte er sich immer weniger für alle Dinge, die ihn sonst etwas angegangen hatten. Er saß meist still für sich herum, ging kaum mehr spazieren, kümmerte sich fast gar nicht mehr um seine Familie, ebenso nicht um seine Landwirtschaft. Wenn man mit ihm redete, sprach er immer nur von sich und hatte eine Fülle von Beschwerden. Oft weinte er unvermittelt, weil er so früh schon sterben müsse.

Schließlich kam er in unsere Klinik und wurde hier *vom 24. 8. 1927 — 7. 9. 1927* behandelt. Bei der Aufnahme war er sehr still, gedrückt, ausgesprochen depressiv, gehemmt, brachte eine Fülle von Klagen und Beschwerden vor. Es habe alles bei ihm nachgelassen, es sei mit ihm nichts mehr los, alle Glieder seien lahm, Gedächtnis und geistige Kräfte seien ganz geschwunden. Er sei so gedrückt. Alles sei so schwer auf der Brust. Alle diese Klagen brachte er in echtem depressivem Affekt vor. In lang dauernder Unterhaltung vermochte er über seine Vorgeschichte in allen Einzelheiten genauestens Auskunft zu geben. Irgendwelche besonderen Defekte ließen sich in keiner Weise herausstellen. Außer dem, daß er klagte, er werde so leicht müde und komme dann nicht mehr mit.

Sehr deutlich war aber, daß sich nach einer längeren Aufklärung über seine Krankheit, Heilungsaussichten usw. sich seine Stimmung ganz erheblich hob. Er fühlte sich wie von einer Last befreit und gab dem auch spontan immer wieder Ausdruck. Der ganze Mensch war freier, geloster, ruhiger. Alle Klagen und Beschwerden traten weitgehend zurück.

Körperlicher Befund: Patellar- und Kniesehnenreflexe aufgehoben. Armperiostreflexe sehr schwach. Leichter Nystagmus beim Blick nach rechts und links. Pupillen stark miotisch, linke weiter als rechte, rechte verzogen, beide lichtstarr. Bei Prüfungen erhebliche Beinataxie.

Die Wassermannsche Reaktion im Blutserum fiel positiv aus, ebenfalls im Liquor bei 1,0 (Lumbalpunktion). Eiweiß nach Nissl: 1 Teilstrich. Zellbefund: 24. Goldsolreaktion: Typische Paralysekurve.

Da das Gefäßsystem bei M. noch recht gut imstande war, wurde er einer Malariabehandlung unterzogen. Er vertrug die Kur sehr gut und erholte sich danach körperlich sehr bald. Während der Kur war er immer völlig geordnet.

Nach Abschluß der Behandlung hob sich die Stimmung des M. weiter sichtlich. Er verlor vor allem seine Hemmung völlig. Dann aber wurde er wieder sehr still, begann wieder allerlei zu klagen. Seine Beschwerden brachte er in einer gewissen stereotypen, affektleeren Weise immer wieder vor. Der ganze Turgor des Menschen hob sich nicht mehr. In der Unterhaltung war er ständig völlig geordnet, attent und in keiner Weise auffällig intellektuell gestört. Er behielt etwas Lebloses, schwächlich Hypochondrisches.

Dieses Allgemeinverhalten des M. hat sich auch nach brieflicher Nachricht vom 1. 8. 1928 nicht mehr geändert. Er kümmert sich um seine Landwirtschaft nicht mehr, sondern sitzt zu Hause interesselos, still und gedrückt herum, klagt ständig über Schmerzen in den Gliedern, im Kopf, über seine körperliche und geistige Schwäche, über den Verlust an Lebensmut und dergleichen. Dabei ist aber doch auch der Frau aufgefallen, daß er in seinem Stimmungsverhalten lange nicht mehr so traurig und gedrückt ist wie früher. Er ist ein Mensch, der jetzt ganz eingeengt ist und außer für sich und seine Klagen für irgendwelche sonstigen Dinge kaum mehr Anteil aufbringt.

Kurt Schneider hat bei der endogenen Depression auf die primäre Änderung der Vitalgefühle abgehoben. In ähnlichem Sinne würde man bei M. vielleicht aus der Art der Traurigkeit, die im Leibe, als am Leibe haftend gespürt wird, rückschließend sagen können: also handelt es sich um eine biologische Zustandsänderung, deren psychischer Ausdruck eine Traurigkeit bestimmter Natur ist; sie unterscheidet sich als primäres Vitalgefühl von der reaktiven Traurigkeit, die ein primär seelisches Gefühl ist. Doch können bei M. sämtliche Charaktere einer reaktiven Depression nachgewiesen werden: Inhaltsbestimmung, verständlicher Zusammenhang und vor allem die Befreiung, sobald begründete Hoffnung auf Heilung besteht. Es liegen also nicht etwa Selbstvorwürfe eines Depressiven vor, der aus der Depression heraus dazu kommt; sondern klare Einsicht in seine Krankheit, ihre Ursache, ihre Gefahr mit den Selbstvorwürfen über die Verschuldung ziehen eine ganz verständliche Traurigkeit nach sich. Diese Depression ist u. E. reaktiv auch dann noch, wenn das Gefühl selbst ein Vitalgefühl ist. Zu denken wäre ja auch daran, daß Sensationen von seiten des geschädigten Herzens, bisher unbeachteter Natur, in dem Oppressionsgefühl eine Rolle spielen. Auch könnte allein das Nachlassen des Gesundheitsgefühls das Abgleiten in den Depressionszustand zum mindesten erleichtern. Erweisen läßt sich das nicht. Ein strenger Erweis, daß es sich lediglich um eine reaktive und nicht um eine biologisch bedingte Depression gehandelt hat, ist nicht schlüssig führbar, denn ein absolutes Kriterium ist ja die Beeinflußbarkeit auf psychischem Wege auch nicht. Aber nach der ganzen Lage des Falles glauben wir eine durch den beginnenden Prozeß ausgelöste endogene Depression ausschließen zu können. Immerhin wird hierbei schon deutlich, wie bald Schwierigkeiten einsetzen, wenn man psychische Veränderungen geringeren Grades schon zu fassen und mit dem Krankheitsprozeß in differenziertere Beziehung zu bringen versucht.

2. Die Asthenisierten.

Der erste Schritt in echte, auf den Krankheitsprozeß unmittelbar zu beziehende psychische Veränderungen wird mit den Fällen getan, die unter den jetzt zu besprechenden Typus gerechnet werden. Ein Beispiel mag sogleich erläutern, welche Formen gemeint sind.

Fall 3. B. J., geb. 1. 3. 1900.

Vater starb an Herzleiden, die Mutter an Altersschwäche. 6 Geschwister sind gesund.

B. entwickelte sich als Kind normal, auf der Schule kam er gut mit. Nach der Schulzeit arbeitete er in Fabriken, zuletzt als Brenner in einer Zementfabrik.

B. war immer ein fröhlicher, geselliger Mensch, habe gerne Spaß gemacht, habe für einen gegolten, der nie geärgert werden konnte. Dabei war er „gemütlich“, strengte sich nicht gerne allzusehr an.

Seit 1921 ist er verheiratet. 3 Kinder leben und sind gesund.

1921 syphilitische Infektion, ließ sich sofort behandeln mit Quecksilber und Salvarsan. 1922 machte er noch einmal eine Kur durch. Seit Ende Dezember 1927 fühlte sich B. verändert. Er habe viel unter Kopfschmerzen gelitten und habe gemerkt, daß die Arbeit in der Fabrik ihn sehr mitnahm. Er fühlte sich im allgemeinen immer müder und schlapper, der Schweiß sei ihm leicht ausgebrochen. Dabei wurde er empfindlicher, z. B. gegen den Lärm der Kinder, vertrug auch Zurechtweisungen in der Fabrik schlechter, er fühlte sich im allgemeinen nervös und aufgeregt. Alles habe ihn sehr angegriffen, er sei innerlich bei der kleinsten Aufregung „ganz hin“ gewesen. Die Fröhlichkeit habe auch nachgelassen, er habe in Gesellschaft nicht mehr so recht mitgekonnt. Es sei ihm schwergefallen, unter vielen Menschen zu sein, dies habe ihn zu sehr angestrengt. Die Frau bestätigte diese Schilderungen des B. in allen Einzelheiten.

B. wurde hier vom *10. 5. — 22. 6. 28* behandelt. Bei der Aufnahme ließen sich nicht die geringsten intelektuellen Störungen bei B. herausstellen. Gemäß seinem Lebensniveau waren alle Funktionen intakt. Bei der Unterhaltung fiel lediglich eine leichte Unruhe auf. Er schrak zusammen, wenn die Tür aufging, oder plötzlich das Telephon klingelte, wurde unruhig und hastig, wenn er bei einer Aufgabenlösung unterbrochen oder gestört wurde. In seiner Veränderung war er vollkommen einsichtig, legte selbst seiner bedeutend erhöhten Ermüdbarkeit, die er bei der Arbeit gemerkt hatte, großen Wert bei. Bei den Unterhaltungen über die Art seiner Krankheit benahm er sich völlig adäquat, er erschrak im Moment sichtlich, faßte sich dann aber und überantwortete sich mit sichtlichem inneren Ruck und Entschluß dem Arzt mit der Hoffnung, daß er wieder gesund werde.

Körperlicher Befund: Typischer pyknischer Körperbau, guter Ernährungszustand. Pupillen reagierten auf L. und K. träge und wenig ausgiebig. Die r. Pupille war etwas weiter als die linke. Die Reflexe waren alle lebhaft, aber seitengleich. Es bestand eine Spur Sprachstörung.

Die WaR. im Blutserum war positiv, ebenfalls im Liquor bei 0,1 (Lumbalpunktion). Eiweiß nach Nissl $2^1/_2$ Teilstr. Zellbefund 87. Goldsol- und Mastix-Reaktion ergaben Kurven vom Lues-cerebri-Typ.

B. wurde hier einer Malariabehandlung unterzogen und machte 7 Fieberzacken durch. Ab 6. 6. erhielt er Chinin.

B. war während der ganzen Behandlung völlig geordnet und in keiner Weise auffällig. Erholte sich körperlich ausgezeichnet.

Bei der Entlassung am 22. 6. 28 und bei einer Nachuntersuchung vom 19.—23. 11. 28 waren die einzigen Klagen, die er vorbrachte, daß er immer noch so ermüdbar sei, und daß er die Arbeit von früher nicht mehr zu leisten vermöge. Sonst war er, auch nach den Angaben der Frau, ganz wieder der alte. Nur daß er auch nicht mehr so lustig war wie früher, sondern etwas stiller.

Eine erneute Nachuntersuchung am 3. 2. 29 ergab denselben Befund. B. tut in der Fabrik leichtere Arbeit, die er gut zu bewältigen vermag. Jedoch sei er auch nach dieser abends sehr müde. Sonst ist er in seinem ganzen Gesamtverhalten gegen früher unverändert. Wohl gab er und auch seine Frau an, daß er etwas stiller geworden sei und nicht mehr so lustig sei wie früher. Jedoch sind die zur Zeit der Erkrankung deutlichen Züge von Reizbarkeit, Empfindlichkeit, „Nervosität“ völlig geschwunden.

Man hat also einen Menschen vor sich, der in jeder Weise, was seine Intelligenz-, Interessen-, Trieb- usw. Funktionen angeht, intakt ist. Er füllt seinen Lebensraum auch vollkommen aus. Beziehungen zum ersten Typ bestehen unmittelbar: körperliche Beschwerden, verständliche Sorge darüber, klare Einsicht. Zugleich aber setzt ein Zustand von innerer Unsicherheit ein. Die ganze Lebenssituation wird in ihrem Fundament erschüttert. Der Patient fühlt gewissermaßen den Boden unter den Füßen wanken. Eine leichte innere Unruhe, ein Empfindlicherwerden macht sich geltend. Der älteren Nomenklatur nach würde man hier zweifellos vom „neurasthenischen Vorstadium" gesprochen haben.

Die wesentlichen Züge sind die *Sensibilisierung* und die *Asthenisierung*, die in dem sonst wohl gebräuchlichen Ausdruck „reizbare Schwäche" vereinigt sind. Diese Momente bedeuten beschreibend eine Vergrößerung der Reizfläche allen Lebenseinflüssen gegenüber und damit einen auf viel mehr Einzelpunkte verteilten, verzettelten und abgeschwächten Energieeinsatz. Die Persönlichkeit als solche behält aber dabei völlig ihr Niveau. Herausgenommen aus der Lebenssituation bleibt zunächst beim Kranken lediglich die Krankheitseinsicht, das Krankheitsgefühl und die verständliche Reaktion darauf. Doch dehnt sich die Krankheitseinsicht hier schon auf eine für den Patienten subjektiv durchaus greifbare Persönlichkeitsveränderung aus. Er ist nicht mehr der alte, ohne mehr sagen zu können, als daß er empfindlicher geworden sei, daß er nicht mehr so energisch sei wie früher, daß viel mehr Begebnisse des Alltags ihn stören, um die er sich früher nicht gekümmert hat. Er wartet — innerlich unruhig geworden — gewissermaßen darauf, wann und wie sich nun der als drohend gespürte weitere Einbruch in seine Psyche abspielen wird. Dieses Lauern, die Unsicherheit, die Erschütterung aber ist schon die erste zerstörende, psychische Äußerung des Krankheitsprozesses und nicht nur eine verständliche, psychische Reaktion auf die anderweitigen z. B. körperlichen Symptome. Ein weiterer Fall soll noch dieses Syndrom veranschaulichen.

Fall 4. S. K., geb. 17. 10. 1887.

Ein Vatersbruder und ein Bruder des Pat. leiden an einer sicheren Schizophrenie. Er selbst hat sehr viel Ähnlichkeit mit seinem Vater. Wie dieser war er immer ein sehr ruhiger, ernster, etwas zugeknöpfter Mensch, der aber trotzdem sehr gerne unter Menschen war. Er soll dann mehr „stillvergnügt, so für sich allein lustig" sein. Sein Lebensgang bietet nichts Besonderes. Er besuchte das Gymnasium bis zum Einjährigen-Zeugnis und machte darauf zunächst eine kaufmännische Lehre durch. Später ging er in den Eisenbahndienst über. In seinem Berufe galt er als tüchtiger, seine Pflichten sehr ernst nehmender, äußerst korrekter Beamter. Aktiv gedient hat er nicht. Während des Krieges eingezogen, brachte er es als Telegraphist bis zum Feldwebel. In diesen Jahren starb seine Braut, mit der er sich 1914 verlobt hatte. Seinen Schilderungen nach ging ihm dieses Erlebnis so nahe, daß er jahrelang kein Interesse an Frauen mehr hatte, das sonst im übrigen, wie sein Sexualleben überhaupt, völlig normal war.

1919 infizierte er sich bei einem Mädchen, dem er sich seinen Angaben nach mit durchaus ernsthaften Absichten genähert hatte. Er ließ sich sofort behandeln und machte in den Jahren 1919—1921 drei Hg- und Salvarsankuren mit. Schon nach der ersten war der Blutwassermann negativ und blieb es auch.

1923 heiratete er, da der Arzt ihm gesagt hatte, er sei gesund. Nach langen Überlegungen habe er seiner Frau Aufklärung gegeben über seine frühere Erkrankung, was von dieser bestätigt wurde.

Sie schilderte den Pat. als einen ruhigen, ernsten, gesetzten Menschen, der sehr rücksichtsvoll und von einer gewissen gewichtigen Ritterlichkeit gewesen sei. Seinen Dienst habe er immer sehr ernst genommen. In seiner allgemeinen Gesinnung sei er ein Mensch, der schwer umlerne und sich von traditionellen Anschauungen — ob die Dinge wesentlich oder unwesentlich seien, sei gleichgültig — nicht zu lösen vermöge, K. neige etwas zu Pedanterie und Spießertum.

Oktober 1927 begann K. über allgemeines Unbehagen zu klagen. Er wisse selbst nicht, was das sei, aber er fühle seine Kräfte schwinden. Er habe das Gefühl, als werde er alt. Zu Hause wurde er nörglerisch, verlor seine Ruhe und Besinnlichkeit. Früher hatte er auf Dinge, die ihm nicht paßten, ruhig aufmerksam gemacht, jetzt wurde er gereizter, „nervöser". Er beklagte sich häufig darüber, daß der Dienst ihn zu sehr anstrenge. Mit dem

Publikum werde er nicht mehr fertig. Wenn er sich aufrege, sei er „ganz hin", „ganz kaputt". November ging er in ärztliche Behandlung, schließlich im Laufe des Dezembers zu einem Nervenarzt, der ihn sofort in die Klinik einwies.

S. K. wurde in der Klinik vom 18. 12. 29 — 23. 3. 30 behandelt. Die Recurrenstherapie wurde in der Zeit vom 2. 1. — 25. 2. 30 (letzter Fieberanstich) vorgenommen.

Bei der Aufnahme war K. völlig geordnet. In ausgezeichneter Weise gab er über seinen Zustand Auskunft. Er wisse selbst nicht, was mit ihm los sei. Er sei so empfindlich geworden, vertrage nichts mehr. Geringste Widerstände brächten ihn zur Verzweiflung. Er könne da garnicht an sich halten. Alles und jedes werde ihm zuviel. Die Arbeit strenge ihn viel mehr an als früher. Er habe das Gefühl, seine seelischen und körperlichen Kräfte hätten abgenommen. Hin und wieder plage ihn in den letzten Tagen ein Schmerz im Hinterkopf. Im übrigen fühle er seit ungefähr 8 Wochen, daß etwas los sei mit ihm.

K. machte in seinem ganzen Gehaben einen durchaus unauffälligen Eindruck, was äußere Höflichkeit, Hineinfinden in das Milieu der Klinik, Einordnung in die neuen Verhältnisse und in die Untersuchungssituation anging.

Sonst hatte man das Gefühl einer gewissen Dekompensation bei ihm. Etwas gespannt, leicht unruhig, hastig saß er bei den Untersuchungen da. Durch Störungen, Unterbrechungen wurde er sofort aus dem Konzept gebracht und klagte dann über seine Empfindlichkeit und Nervosität. Alles bringe ihn heraus, alles nehme ihn so mit. „Irgendwelche Dinge nicht mehr beachten, kann ich gar nicht mehr." In seiner Ausdrucksweise, dem Gesprächsduktus, in allen Erörterungen über die mannigfachsten Gegenstände erwies er sich als völlig intelligent, einsichtig und kritisch.

Der körperliche Befund ergab: linke Pupille verzogen und fast lichtstarr. Rechte Pupille o. B. Allgemeine Reflexsteigerung ohne sonstige Abweichungen. Bei schwierigen Testworten hin und wieder leichtes Schmieren und Stolpern.

Die WaR. im Blutserum fiel zweifelhaft aus. Im Liquor war sie bei 1,0 pos. Die Zellzahl betrug 23. Die Mastix- und Goldsolkurve zeigte paralytischen Typus. Die Eiweißmenge war nach Nissl auf 2 Teilstriche vermehrt.

Die Kur vertrug K. ausgezeichnet. Besondere Zwischenfälle zeigten sich nicht. Nach Abschluß der Behandlung war er zunächst veränderter als vorher. Eine leichte Euphorie zeigte sich in seiner Stellungnahme zu seiner Krankheit und seinem Optimismus in bezug auf Heilung. Die Sprachstörung war deutlicher. In seiner Gesamthaltung war er lockerer, weniger gerafft und korrekt. Körperlich fühlte er sich sehr wohl.

Nachuntersuchungen fanden statt am 18. 11. 28 und am 9. 3. 29. Beide Male war der Befund derselbe. K. tat wieder Dienst, war aber auf einen anderen Posten gebracht worden, da er beim Umgang mit Publikum zu leicht erregbar war. Die Frau klagte darüber, daß K. reizbarer sei als früher. Er brause leicht auf, werde auch manchmal grob und ausfallend. Hin und wieder komme er mit wechselnden Klagen über Kopfschmerzen, Mattigkeit, allgemeines Unbehagen und setze dann öfter im Dienst aus. Zu Hause sei er nicht mehr so zuvorkommend sondern egoistischer als früher. „Früher hat er gebeten, jetzt verlangt er einfach." Seine Interessen hätten abgenommen, am Umgang mit Menschen liege ihm weniger, bei Gesprächen anderer höre er oft gar nicht zu. K. selbst machte einen etwas unruhigen, unsicheren Eindruck. Seine Reizbarkeit gab er zögernd zu, schilderte auch nach längerem Zurückhalten, daß er vielleicht aufgeregter sei, aber schob die Schuld auf die Frau. Tiefere Einsicht fehlte ihm. Intellektuell war er nicht auffällig. Wohl schien es so, als ob er nicht nur körperlicher Beschwerden wegen seinen Dienst dann und wann unterbrach, sondern auch deswegen, weil er der geistigen Anstrengung auf die Dauer nicht gewachsen war. Seine frühere ernste Gewichtigkeit hatte jetzt einen deutlichen Zug von Breite, schwerfälligem Bramarbasieren. Eine Sprachstörung fand sich nicht mehr.

Auch dieser Fall zeigt die beiden Komponenten: das Empfindlicher- und Asthenischerwerden sehr gut. Der ungemein charakteristische Ausdruck „ganz hin bei stärkeren Erregungen" veranschaulicht die innere Situation des Kranken ganz ausgezeichnet. Sicher hat man in diesen Symptomen den Beginn zu sehen für die „Reizschutzlosigkeit" und „Reizgebundenheit" des organisch Geschädigten, wie sie GOLDSTEIN, JACKSON und HEAD gekennzeichnet haben. Im asthenischen Faktor des Syndroms steckt die innere Wehrlosigkeit, das Unterliegen der Reizwelt gegenüber darin; wenn sich auch alles noch auf einem höheren Niveau abspielt als bei den Fällen, die GOLDSTEIN z. B. im Auge hat.

3. Die affektiv Veränderten.

Ohne daß formale Intelligenzstörungen nachweisbar wären, äußert sich bei den Kranken dieses Typus das Krankheitsgeschehen lediglich in ihrem Gefühls- und Affektleben. Nach dreierlei Richtungen hin setzen die Veränderungen ein: Entweder gleichen sich die Affektwellen mehr aus, die Patienten werden blander, gefühlsmäßig unausgesprochener. Oder es tritt eine allgemeine Auflockerung ein. Die Affekte (wobei hier auch alle Gefühle und Stimmungen darunter verstanden sind) sind weniger nachhaltig, die Patienten sind labiler, haltungsloser. Oder das Affektleben ist ausgesprochen vergröbert, asthenischer, enthemmter. Die Patienten haben dabei gute Einsicht in die Veränderungen und klagen sogar unter Umständen spontan darüber, fühlen sich aber machtlos in dem Kampf gegen diese Störungen.

Fall 5. L. W., geb. 6. 7. 1882.

Die Familiengeschichte bietet nichts Besonderes, außer einer unklaren Anfallskrankheit eines Vaterbruders (Epilepsie?) die sich nicht weiter klären ließ. Als Kind war L. schwächlich und still, auf der Schule ein mäßiger Schüler. Einmal blieb er sitzen. Nach der Schulentlassung lernte L. als Maurer. Wegen körperlicher Unfähigkeit diente er nicht aktiv.

1911 infizierte er sich luetisch und wurde mit Salvarsan und Quecksilber behandelt.

1915 zum Militär eingezogen, rückte er bald ins Feld und wurde einmal durch Granatsplitter am linken Oberschenkel und Hinterkopf leicht verletzt. Von 1916 an war er wieder an der Front, kam 1918 in Gefangenschaft.

1920 wieder nach Deutschland zurückgekehrt, arbeitete er weiter als Maurer. 1925 setzten tabische Beschwerden ein, und zwar Doppelbilder und deutliche gastrische Krisen. Das Sehvermögen auf dem rechten Auge ließ nach. L. machte damals wieder eine Salvarsankur durch, wonach sich sein Befinden besserte. Die Untersuchung ergab damals keinerlei pathologischen Befund. Die Wassermannsche Reaktion im Blut war negativ. Seit Ende 1927 traten wieder alle paar Wochen gastrische Krisen auf unter schwerem Druck in der Magengegend und heftigen stechenden Schmerzen in Brust und Rücken. Hin und wieder auch reißende Schmerzen am Ober- und Unterschenkel. Seit Januar 1928 setzten schwere, besonders nachts sich bemerkbar machende Kopfschmerzen ein. Gleichzeitig begann L. über große Ermüdbarkeit bei der Arbeit zu klagen. Zur gleichen Zeit änderte sich seine Stimmung. Er fing an, rührselig zu werden, neigte zu Tränenausbrüchen, war dauernd leicht depressiv. Zu Hause war er quengeliger, reizbarer. Bei der geringsten Gelegenheit, sobald ihm etwas in die Quere kam, was nicht so ging, wie er wollte, wurde er völlig haltlos und weinte.

Am 24. 4. 1928 wurde L. hier aufgenommen und bis zum 6. 7. 1928 behandelt. So wenig wie aus der Vorgeschichte irgendwelche Intelligenzdefekte herausstellbar waren, ergaben sie sich auch bei der Untersuchung. Er beherrschte nicht nur seinen Lebensraum und die für ihn im Alltag notwendigen Kenntnisse restlos, sondern vermochte auch über seinen früheren Wissensschatz aus der Schulzeit her gut Auskunft zu geben. In die Untersuchungssituation fand er sich ausgezeichnet hinein, faßte sehr gut auf, zeigte nicht die geringsten Störungen, z. B. der Merkfähigkeit, der Sinnerfassung usw. Auffällig war bei ihm eine hochgradige affektive Labilität. Vorherrschend war eine leichte Euphorie, die jedoch jeden Augenblick, sobald man z. B. auf seine Krankheit zu sprechen kam oder auf seine Familie zu Hause oder auf den Tod der Eltern, in haltloses Weinen und Jammern umschlug. Schlug man einen etwas energischen Ton mit ihm an, wurde er unsicher, ängstlich, verkroch sich förmlich in sich selbst.

Die *körperliche Untersuchung* ergab: Anisokorie der Pupillen, die rechte weiter als die linke, sowie fehlende Licht- und träge Konvergenzreaktion, Abducenslähmung links, partielle Ptosis links. Linke Nasolabialfalte leicht verstrichen. Grobe Kraft in der rechten Hand etwas schwächer als links. Deutliche Ataxie in den Beinen. Knie- und Patellarsehnenreflexe fehlen. Lagesinn an den unteren Extremitäten leicht gestört. Spitz und Stumpf kann am ganzen Körper nicht unterschieden werden. Bei Testworten deutliches Silbenstolpern.

Die Wassermannsche Reaktion im Blutserum ist schwach positiv, im Liquor (Suboccipitalstich) positiv, Nonne-Apelt positiv, Zellen 63/3, Eiweiß (Nissl) 5 Teilstriche, Goldsol- und Mastixreaktion: typische Paralysekurve.

Am 8. 5. 1928 wurde L. mit Malaria geimpft. Er machte 8 Fieberzacken mit. Ab 1. 6. erhielt er 14 Tage lang Chinin.

Die Fieberbehandlung als solche vertrug L. ausgezeichnet. Nur war er während der Kur affektiv völlig haltlos, weinerlich-depressiv, ungemein rührselig, begierig nach Anteilnahme und Mitleid. Nach Abschluß der Kur erholte er sich relativ schnell. Hin und wieder setzten Anfälle plötzlicher Schwäche ein, also leichte Kollapse, bei denen er sich sehr elend fühlte und der Puls schlecht war. Er war dann vorübergehend tief depressiv verstimmt und äußerte einmal zu seiner Frau an solchen Tagen, sie sähe ihn nicht wieder, er wisse, daß es zu Ende gehe. Gegen Ende Juni äußerte er einige Tage lang wahnhafte und unkorrigierbar festgehaltene Klagen: er könne nicht schlucken, der Hals sei zu, es gehe nichts mehr hinunter. Nach einigen Tagen aber ließ er diese Idee selbst fallen und lachte darüber.

Bei einer Unterhaltung am 2. 7. war er äußerst zugänglich, in seinem Gesamtverhalten sehr komponiert, erzählte wie früher korrekt und geordnet alle verlangten Einzelheiten aus dem Leben. Er war zwar noch deutlich labil, weich und leicht depressiv, ging aber doch während des Gesprächs affektiv sehr gut modulierend mit. Lediglich wenn man von Familienangelegenheiten zu sprechen begann, war er noch etwas rührselig.

Die Nachuntersuchung am 20. 7. 1928 ergibt, daß er sich noch recht müde fühlt und starkes Schlafbedürfnis hat. Zu Hause kümmert er sich um alles. Gedächtnisschwäche war nicht zu bemerken. Hin und wieder war er etwas erregbar, z. B. wenn die Kinder Lärm machen. Doch waren diese Erregungen immer nur leicht und klangen sehr schnell wieder ab.

Weitere Nachuntersuchung am 8. 12. 1928: L. fühlte sich jetzt ganz frisch, sah körperlich sehr gut aus. Er arbeitet wieder und hat keine Klagen über Ermüdbarkeit mehr. Sowohl nach den Angaben seiner Frau wie nach seinen eigenen ist er völlig der alte wieder. Hin und wieder merkt man ihm noch eine leichte Erregbarkeit an, die die Frau aber jeweils zu Hause sehr geschickt abdämmt. Er wird dabei in keiner Weise etwa aggressiv.

In der Zwischenzeit machte er eine Bismogenolkur durch.

Bei der wesentlichen Mitbestimmung, die das Affekt- und Gefühlsleben für den Charakter hat, bedeuten diese Störungen oft eine charakterliche Veränderung. Von Charakterveränderung wird man noch nicht sprechen können, solange sich die Affektstörung nur situativ oder in Verstimmungen äußert, sonst aber die Persönlichkeit die alte bleibt. Weiter spielt die Einsicht des Patienten eine wesentliche Rolle, die Stellungnahme bzw. der Abstand, den er der Störung gegenüber hat. Denn diese Einsicht ist ein wichtiger Indikator dafür, inwieweit der Patient sich mit der affektiven Veränderung identifiziert, inwieweit sie also quasi zum konstitutiven Merkmal seiner Person geworden ist. Diese Charakterveränderung selbst kann gänzlich neue Züge bringen, kann aber bei der beginnenden Paralyse auch die Grundzüge des ursprünglichen Charakters nur vergröbern.

Fall 6. H. E., geb. 22. 5. 1893.

Keine besondere Familienbelastung. Kindheit ebenfalls ohne Besonderheiten. War auf der Schule intelligent, hatte die besten Zeugnisse. Nach der Schulzeit arbeitete er zunächst auf einem Bureau, dann ein Jahr praktisch als Maurer und Zimmermann und besuchte schließlich 3 Jahre eine Baugewerksschule, von wo er mit Auszeichnung entlassen wurde.

Schon als Kind galt H. als Lügner und leicht phantastischer Mensch. Während der Lehrzeit ließ er sich hie und da kleine Unehrlichkeiten zuschulden kommen, die man ihm aber nachsah. Dabei war er ein sehr beweglicher, anschmiegsamer Mensch, der sich außerordentlich gut in neue Verhältnisse einzupassen vermochte. Nach abgeschlossenem Studium war er als Bauführer tätig.

1916 wurde er eingezogen, wurde an der Front mit bautechnischen Arbeiten beschäftigt.

1917 Infektion. Mitte 1917 kam er wegen Papeln ins Lazarett, wo er mit Quecksilber und Salvarsan behandelt wurde. 1918 kam er wegen eines Icterus wiederum in Lazarettbehandlung, der damals dem Krankenblatt nach als Icterus syphiliticus angesehen wurde; er wurde wiederum mit Quecksilber behandelt.

Nach der Entlassung vom Militär war er wieder als Bauführer bei großen Firmen tätig. 1925 ließ er nochmals sein Blut untersuchen. Da die WaR. positiv ausfiel, machte er abermals eine Quecksilber- und Salvarsankur mit.

Seit 1922 ist er verheiratet. Frau hatte 2 Fehlgeburten; 1 Kind lebt, ist gesund. Auch der Frau ist bekannt, daß der Mann gerne und viel log, z. B. bei Kleinigkeiten, die ganz unwesentlich waren, daß man ihn nie recht auf eine Meinung festlegen konnte. Auch weiß die Frau, daß er in all seinen Stellungen zu kleinen Unehrlichkeiten neigte, und wenn es auch nur geringe Summen waren, doch immer wieder der Versuchung, sie auf eine unredliche Weise zu erwerben, z. B. falsche Eintragungen in die Lohnbücher einzubringen, nicht widerstehen konnte. Sonst war er ein sehr lebenslustiger, freundlicher, von allen Menschen gern gesehener Mann. Einen leichten Zug von Großspurigkeit hatte er immer an sich.

Seit Anfang 1927 fiel der Frau zunehmend eine Veränderung bei ihrem Manne auf. Er habe noch viel mehr gelogen wie früher, sei immer unklar und unbestimmter in seinen Meinungen gewesen, man habe schließlich nicht mehr gewußt, was falsch und wahr war. Dabei mehrten sich seine Unredlichkeiten im Geschäft, so daß man ihn doch entließ. Er machte dauernd falsche Eintragungen, zahlte Gelder falsch aus und steckte die unterschlagenen Gelder ein. Er begann auch bei Bekannten oder aus dem Geschäft allerlei mitzunehmen. Es sei in den letzten Wochen niemand und nichts mehr vor seinen Fingern sicher gewesen. Der Frau fiel auch auf, daß der Mann gleichgültiger war als früher. Er war zwar noch so lustig wie vorher, aber man habe ihm doch angemerkt, daß er teilnahmsloser war. Besonders fiel der Frau auch auf, daß die Entlassung aus dem Geschäft nicht den Eindruck auf den Mann machte, den man erwartete.

H. wurde hier vom 26. 4. — 29. 6. 27 behandelt. Die deutliche Affektmonotonie, die die Frau schilderte, fiel auch im Verhalten des H. zunächst auf. Er war völlig einsichtig für seine Vergehen und auch einsichtig dafür, daß er haltloser geworden sei als früher und irgendwie verändert war, ohne daß diese Dinge aber eine erheblichere affektive Resonanz bei ihm gefunden hätten. Er hatte seine Vorgeschichte tadellos zu Verfügung. Irgendwelche Größenideen bestanden nicht, wohl zeigte sich bei ihm die Neigung, einfach die Unwahrheit zu sagen, einfach zu lügen, durchaus nicht immer in ausschmückendem Sinn. So gab er z. B. Daten falsch an oder erzählte von irgendwelchen Bauten, die er ausgeführt haben wollte, um aber sofort, wenn man ihm ernsthaft auf den Leib rückte, zu korrigieren. Irgendwelche faßbaren Intelligenzdefekte bestanden nicht, wohl gab H. an, daß sein Gedächtnis etwas schlechter geworden sei. Bei einem Gespräch über die Art seiner Erkrankung fiel er lediglich in eine läppische Rührseligkeit, die sehr bald wieder abklang.

Der körperliche Befund ergab: Pupillen gleichweit, nicht entrundet. Die Lichtreaktion fehlt links, ist rechts nur eine Spur vorhanden. Konvergenzreaktion ist erhalten. Reflexe alle lebhaft. Rechts unerschöpflicher Fußklonus und Hoffmannscher Knipsreflex. Babinski rechts angedeutet. Zahlenerkennen an beiden Füßen schlecht.

Liquorbefund: WaR. pos. Zellen 28/3. Nonne pos. Eiweiß nach Nissl $2^1/_2$ Teilstriche.

H. wurde hier einer Malariabehandlung unterzogen. Er machte 10 Fieberzacken durch und erhielt ab 5. 6. Chinin.

Während der Kur war H. sehr still, eine teilnahmslose Stumpfheit war sehr deutlich. Schon während der Fieberkur war ein allgemeiner geistiger Rückgang zu erkennen.

Bei der Entlassung war der neurologische Befund unverändert. Babinski und Knipsreflex rechts fehlten. Psychisch war H. deutlich abgesunken. Seinem affektiven Verhalten nach war er unverändert. Jedoch zeigte er gegenüber dem Aufnahmebefund deutliche Intelligenzstörungen. Alle psychischen Abläufe waren verlangsamt, alles ging schwerfälliger, umständlicher, wenn er auch im wesentlichen die alten Leistungen noch zusammenbrachte. Deutlich war auch, daß bei der Aufgabenlösung keinerlei ablenkende Momente hinzutreten durften, ohne ihn aus dem Konzept zu bringen und daß er z. B. bei Unterhaltungen über seine Berufskenntnisse nur sehr schwer von einem Thema ins andere übergehen konnte und sich erst eine Weile zurechtfinden mußte, um mit dem erneuten Thema fertig zu werden.

Nachuntersuchung am 3. 12. 27: H. hat sich in der Zwischenzeit noch weiter verschlechtert, vor allen Dingen ist er zunehmend reizbarer geworden, ist zu Hause fast unerträglich. Sein Affektleben ist auch bedeutend labiler geworden, er schwankt dauernd zwischen weinerlicher Rührseligkeit und läppischer Euphorie. Um seine Familienangelegenheiten kümmert er sich gar nicht, sondern ist dagegen von restloser Gleichgültigkeit. Er beschäftigt sich mit nichts Ernsthaftem. Prüfungen ergaben, daß sein gesamtes Niveau, wo man auch anpackte, erheblich gesunken war. Bei allen einigermaßen schwierigeren Reproduktionen, komplizierteren Sinnerfassungen, bei algebraischen Rechnungen, einfachen geometrischen Aufgaben versagte er sehr bald. Er war aber in keiner Weise zu einer interessierten Anteilnahme an den Aufgaben zu bringen.

Die WaR. im Blutserum und Liquor fielen noch positiv aus, ebenso die Ammonsulfatreaktion. Der Zellbefund hatte von 53 auf 27 abgenommen. Die vorher geringgradige Sprachstörung hatte sich erheblich verschlechtert.

Theoretisch ähnelt die Sachlage hier den Problemen, die die Encephalitis aufgab. Bei ihren Folgeerscheinungen hat sich ja eine lebhafte Diskussion darüber entsponnen, inwieweit man bei ihnen von Charakterveränderungen reden könnte. Bei den Syndromen der beginnenden Paralyse wird man weniger Wert auf solche Erörterungen zu legen brauchen, da man nach der Natur des Krankheitsprozesses nach nur vorübergehende Zustandsbilder vor sich hat. Daher sind beim Typus der Affektivveränderten keine Unterschiede zwischen durchgängigen und nur passager, situativ auftretenden Affektveränderungen gemacht. Festzuhalten ist, daß entweder das Affektleben zwar verändert ist, aber der Patient noch Einsicht hat und sich selbst als Persönlichkeit damit noch nicht identifiziert. Oder diese Einsicht ist verlorengegangen, und der Kranke ist tatsächlich verändert in seiner Grundhaltung, wenn er auch durch Hinweisung, Vergleichung von dritter Seite her noch zur Einsicht hingelenkt werden kann. Natürlich liegt, wie aus den Krankengeschichten hervorgeht, nur der Hauptakzent auf dem Affektleben. Veränderungen des Trieblebens fehlen nicht, sind bei der nahen Beziehung, die zwischen den Affekten und der Triebschicht und damit dem biologischen Fundament der Persönlichkeit bestehen, auch zu erwarten. Nach der anderen Seite zeigen sich die Rückwirkungen der Affektveränderungen auf die Psyche überhaupt in der charakterlichen Vergröberung und einsetzenden Entdifferenzierung. An sich sind viele Grundzüge der Persönlichkeit noch vorhanden, aber alles ist einfacher geworden, die feineren Übergänge fehlen. Dem Affektleben schreiben bestimmte Verlaufsformen ihre Gesetze vor. Eine der ersten sichtbaren organischen Veränderungen der Emotionen besteht darin, daß einige wenige formale Ablaufsarten das Affektleben insgesamt vereinfachen, schematisieren, damit vergröbern und für feinere Nuancierungen zerstören.

Geht man auf der beschrittenen Linie weiter, so teilt sich der Weg jetzt in zwei Richtungen. Über die Asthenisierung hinaus gibt es weiter ähnliche psychische Veränderungen, die unmittelbar als Ausdruck biologischer Veränderungen faßbar sind: Ermüdbarkeit und Erschöpfung. Das gemeinsame Moment dieser Syndrome ist die Unmgölichkeit zum normalen Vollzug der psychischen Funktionen, weil der dazu notwendige dynamische Einsatz nicht möglich ist, während die Funktionen als solche formal als erhalten und intakt angesehen werden können. Nach der anderen Richtung stammt unser Wissen um die zugrunde liegende organische Störung nur aus der empirischen Kenntnis der Krankheitsformen. Über die oben geschilderten Bilder der einfachen Affektstörung hinaus führen hier diejenigen Syndrome, in denen ausgesprochene tiefgreifende Änderungen des psychischen Tempos, der Reagibilität, der Erregbarkeit und der Grundstimmung wesentliche Komponenten darstellen.

4. Das Ermüdungssyndrom.

Unter diesem Typus sind solche Kranke vereinigt, bei denen das Krankheitsbild vor allem vom Antriebsverlust als wesentlichem Faktor beherrscht wird. Mit diesem Begriff Antriebsverlust ist hier nicht nur die Veränderung der eigentlichen Aktivität und Spontaneität gemeint, sondern etwas Tieferes, das ins Triebleben hineinreicht und die innerste Dynamik der Persönlichkeit umfaßt, wobei strukturell Affekt- und Gefühlsleben durchaus erhalten sein können. Diese Verwendung des Begriffs deckt sich also völlig mit der Definition und dem Gebrauch, wie er sich allmählich im Laufe einer langen Diskussion in bezug auf die Antriebsveränderungen der Encephalitiker herausgebildet hat (vor allem Hauptmann, Schilder, Bostroem, Bonhoeffer). Der Lebensraum der Patienten ist an sich derselbe, die Interessen sind noch wach, die Zuwendung zur Umwelt ist noch vorhanden. Aber wie aus den noch folgenden Schilderungen und Untersuchungen der Patienten hervorgeht, fühlen sie sich selbst zwar am wenigsten im Affekt- und Gefühlsleben verändert, und doch ist es so, als ob sie nicht mehr fühlen, denken, wollen könnten wie vorher. Nicht als ob diese Funktionen als solche nicht mehr vorhanden wären oder sich verändert hätten, sondern zu allem fehlt die Energie, die Nachhaltigkeit, der kraftvolle Einsatz. Sie meinen gleichgültiger, stiller zu sein als früher, weil der Schwung fehlt, die Kraft. Die Ausleerung setzt bei ihnen also ausgesprochen in der dynamischen, psychophysischen Zwischenschicht, den Antrieben im allgemeinsten Sinne ein. Es ist charakteristischerweise nicht möglich, scharf zu trennen, wo das Schwergewicht liegt, ob auf körperlichem oder auf psychischem Gebiet. Ebenso aber ist es unmöglich und bei einem klinischen Syndrom nicht notwendig, etwa reine Willensstörungen und solche der Antriebe im engeren Sinne auseinander zu halten. Auch dem Problem der „Staffelung der Antriebe" (Schilder) kann hier nicht nachgegangen werden.

Eine matt-depressive Stimmung, die einfühlungsmäßig am nächsten läge, ist nicht häufig mit dem Bilde verbunden. Wohl trifft man öfter das Gegenteil, die zu den psychischen Veränderungen auf organischer Grundlage katexochen gehörige leichte Euphorie. Eingeordnet in das übliche Milieu, angeregt von der Umwelt, z. B. bei der Arbeit durch die Kollegen, vermögen die Patienten eine gewisse Zeit allen Anforderungen noch gerecht zu werden. Aber diese „Fremdanregung" (Steiner) ist notwendig geworden. Die Steuerung (Zutt) muß von der Umwelt her erfolgen. Sich selbst überlassen spüren die Patienten, wie müde, wie schwach sie innerlich sind. Diese Schwächung gibt den Hauptakzent. Die anderen Symptome, wie körperliche Beschwerden, leichte affektive Veränderungen, spielen nur eine Nebenrolle. Auch objektiv in der Untersuchungssituation kommt diese Tatsache sehr gut heraus. Man kann gemäß der früheren Stufe der Persönlichkeit alles, was Intelligenzfunktionen, Wärme und Modulation des Affektlebens, Einordnung, Bewältigung einer neuen Situation, Urteil usw. angeht, bei diesen Patienten noch weitgehend intakt finden. Aber sie werden nur leistungsfähig, lebendig sein unter dem Zwang der Situation. Sie selbst haben von sich aus durchaus das beherrschende Gefühl des Nichtmehrkönnens. Das Gedächtnis z. B. soll nachgelassen haben. Es ist auch verändert in dem Sinne, daß nichts Neues mehr erworben wird und die spontane Aktualisierung des Gedächtnisschatzes gelitten hat. Aber unter Stützung durch die Prüfungssituation gelingt Erwerb und Aktualisierung vollkommen, bis das zweite für diese Krankheitsbilder wesentliche Moment eingreift: die Ermüdbarkeit. Alle Funktionen laufen glatt ab, aber die Zeitdauer ihres reibungslosen Funktionierens ist beschränkt. Dann erst, in der Ermüdungsphase, setzen eigentliche Funktionsstörungen ein, dann erst wird ein eigentlicher Abbau der Persönlichkeit deutlich. Er kann sich nun überall bemerkbar machen: beim Gedächtnis, beim abstrakten Denken, bei der Einstellfähigkeit, beim Rechnen, bei der Sinnerfassung, bei der affektiven Modulation usw. Doch gibt es hie und da auch Aussparungen. Man kann dann objektiv z. B. nur eine Rechenstörung finden oder nur eine Erschwerung der Sinnerfassung bei der Reproduktion von Geschichten, wenn Nacherzählung und Sinnerfassung nicht mehr zugleich geleistet werden können. Meist werden auch die affektiven Veränderungen dann deutlicher. Die Patienten werden unsicher, unruhig, gereizt; sie wirken dekompensiert. Läßt man ihnen aber Zeit zur Erholung, läßt sie ausspannen, dann geht wieder alles glatt. Die Kranken versagen im Leben verhältnismäßig schnell, weil ihnen die Fremdanregung zwar über ihren Antriebsverlust, nicht aber auf die Dauer über ihre Ermüdbarkeit hinweghelfen kann.

Fall 7. H. J., geb. 31. 1. 1886.

Aus der Familienvorgeschichte des H. ließ sich nichts Besonderes herausstellen. Auch seine eigene Vorgeschichte ergibt nichts Besonderes. Er entwickelte sich normal, war auf der Volksschule ein guter Schüler und lernte nach der Schulentlassung als Wagner. Später war er 3 Jahre auf Wanderschaft in Österreich und Deutschland. 1910 heiratete er eine Witwe, die eine Wirtschaft besaß. Er gab seinen Beruf auf und leitete diese Wirtschaft mit.

Von 1915—1918 war er im Felde, ohne eine Verwundung zu erhalten.

Im Mai 1918 luetische Infektion, Geschwür am Glied. Er bekam damals im Lazarett, in dem er vom August bis November 1918 war, Quecksilberspritzen.

1920 gab er die Wirtschaft auf, da sie schlecht ging, und arbeitete wieder in der Fabrik als Wagner.

Aus der Ehe des Patienten selbst stammen keine Kinder. Die Frau brachte 4 Kinder mit in die Ehe, die alle schon verheiratet sind. Er galt als gutmütiger und weicher Mensch, der das Leben etwas schwer nahm, sehr religiös war, dabei sehr fleißig, beweglich war und sehr an seiner Familie hing. Er war einer von den Leuten, zu dem andere gern kamen, um sich Rat zu holen und von dem man wußte, daß er anderen — soweit er konnte — dauernd mit Rat und Tat zur Seite stand. In seinem Selbstbewußtsein war er aber immer sehr empfindlich und leicht zu verletzen.

Seit Ende 1927 bemerkte er Störungen beim Wasserlassen, welche es ihm oft unmöglich machten, zu urinieren. Dazu traten an den verschiedensten Körperteilen plötzlich einsetzende, schnell wieder verschwindende starke Schmerzen auf. Seit Anfang Juli 1928 machte sich eine zunehmende Müdigkeit und Abgeschlagenheit in allen Gliedern bemerkbar. Er war unsicherer in sich selber, weicher und leichter beeindruckbar. So mußte er weinen, wenn er Musik hörte oder von Unglücken las. Es sei ihm gleich alles so nahe gegangen. Dabei habe ihn der Gedanke daran, daß seine Ermüdbarkeit immer mehr zunahm, sehr beschäftigt. Besonders in der Fabrik hatte er Angst zu versagen und war doppelt bemüht, auf der Höhe seiner Leistungen zu bleiben. Ein Nachlassen seiner Intelligenz bemerkte er nicht.

H. wurde *hier vom 24. 7. 1928 — 31. 8. 1928* behandelt. Man hatte in ihm einen in jeder Weise vollkommen intakten Menschen vor sich. Besonders ließen sich nicht die geringsten Intelligenzstörungen nachweisen. Auch affektiv war er vollkommen unauffällig, so daß man eigentlich lediglich auf seine subjektiven Klagen und Beschwerden angewiesen war, ohne sie objektiv belegen zu können. Einer Unterhaltung über seine Erkrankung war er durchaus zugänglich und reagierte in völlig adäquater Weise darauf.

Körperlicher Befund: Magerer, etwas asthenischer Mensch. Im Reflexsystem fand sich ein klonischer Achillessehnenreflex rechts. Sonst nichts Besonderes. Die Pupillen waren gleich weit, nicht entrundet, die Lichtreaktion fast aufgehoben. Keine Ataxie. Keine Sensibilitätsstörungen. Es bestand eine leichte, aber deutliche Sprachstörung. Die Wassermannsche Reaktion im Blut fiel positiv aus, ebenso im Liquor bei 0,2 (Lumbalpunktion). Nonne-Apelt: positiv. Eiweiß nach Nissl: 2½ Teilstriche. Zellbefund: 23. Goldsol- und Mastixreaktion: Typische Paralysekurve.

H. wurde hier einer Malariabehandlung unterzogen. Nach 8 Fieberzacken erhielt er vom 15. 8. 1928 ab Chinin. Während der Kur war H. völlig geordnet, zeigte nicht die geringsten psychischen Störungen. Nach Abschluß der Behandlung war er gegenüber vorher völlig unverändert. Lediglich bestand noch ein starkes subjektives Gefühl erhöhter Ermüdbarkeit.

Am 18. 12. 1928 und am 27. 2. 1929 wurde H. hier nachuntersucht. Es ergab sich dasselbe Bild. H. fühlt sich fast völlig wieder als der alte. Die affektive, leichte Auflockerung war geschwunden. Geblieben war aber das Gefühl, körperlich und auch geistig leichter müde zu werden. Die Arbeit in der Fabrik strenge ihn viel mehr an als früher, so daß er nicht mehr so viel im Hause herumbasteln könne, wie er das vorher gern tat. Die Frau bestätigte seine Schilderung in allen Einzelheiten. Das einzige, was anders sei als früher, seien seine häufigen Klagen über Müdigkeit und daher habe er auch ein größeres Schlafbedürfnis als früher. Der körperliche Befund hat sich sonst nicht verändert. Die Sprachstörung war völlig zurückgegangen.

5. Das Erschöpfungssyndrom.

Die Fälle, die unter dem Erschöpfungssyndrom vereinigt werden, stehen nur einen Schritt weiter auf derselben Linie. Alles, was von dem Ermüdungssyndrom gesagt worden ist, gilt auch für sie. Nur ist alles noch intensiver. Selbst situativ sind die Patienten nur noch schwer „heranzuholen“, da sie sehr bald versagen. Bereichert wird das Symptombild durch Züge, wie sie SCHRÖDER bei den Erschöpfungspsychosen geschildert hat. Leichte Angstzustände treten auf, unvermittelte Affektausbrüche, meist depressiver Natur. Die Kranken sind direktionslos, eigentümlich zerfließlich. Es fehlt ein stabiler Grundstock der Persönlichkeit. Es ist oft schwer, diese Fälle von den später noch zu schildernden „Allgemeindementen“ zu trennen, da sie zunächst ungemein abgebaut wirken. Beim Fehlen jeder Bewußtseinstrübung macht bei ihnen aber immer wieder stutzig, wie sie hie und da ausgezeichnete Urteile fällen, Einsicht und Situationsüberblick zeigen, der bei ihrem sonstigen allgemeinen Verhalten überrascht. Bei Gesprächen steht dann die oft ausgezeichnete Einsicht in ihre Veränderung, das Wissen um die Leistungsschwächung, affektive Entleerung ganz im Gegensatz zu der affektiven Haltungslosigkeit, dem läppisch-leeren Geschwätz, der Leistungsunfähigkeit, die sie bei nur geringgradiger Beanspruchung aufweisen. Die von ASCHAFFENBURG, SCHRÖDER beschriebene Steigerung der Ablenkbarkeit, die Neigung zu Assoziationen, die Erschwerung der Wahrnehmung stellen Züge der Intoxikationspsychosen dar, die völlige Übereinstimmung mit dem hier gemeinten Typus paralytischer Erkrankung haben. Auch die neurasthenische Färbung, die SCHRÖDER für die Erschöpfungspsychosen erwähnt, ist häufig anzutreffen, meist in Form einer unbestimmten, diffusen, depressiv-weinerlichen Klagsamkeit. Ein Moment, das wohl alle Erscheinungen durchdringt, ist die Untiefe, die Flachheit aller Reaktionen und Spontanproduktionen. Alles ist ausgesprochen flach, nicht nachhaltig, wenn der Ausdruck erlaubt ist, „substanzlos". Es soll keineswegs behauptet werden, die Patienten seien überhaupt nicht „dement". Aber das Bild wird beherrscht durch den Widerspruch, der zwischen der Erscheinungsform der Patienten und ihrer potentiellen Funktionstüchtigkeit besteht. Es ist ein Faktor, der außerhalb der formalen Struktur der psychischen Funktionen liegt, der die Aktvollzüge hindert oder vielmehr das Produzierte im allgemeinen auf einem Niveau hält, das weit unter dem noch Erreichbaren, Möglichen liegt. Die Erfüllung dieser Möglichkeit kann von exo- oder auch von endogenen Faktoren abhängen. Einmal hilft die Situation, die Anregung, die Steuerung von der Umwelt her, oder es ist ein andermal eine intensive Willensspannung, ein „Zusammenraffen" der Patienten selbst oder es sind Schwankungen biologischer Natur des Krankheitsprozesses selbst, der die Vorbedingungen für das jeweilige psychische Zustandsbild schafft.

Fall 8. S. R., geb. 30. 6. 89.

Vater mit 44 J. an unbekannter Ursache gestorben. Die Mutter starb mit 38 Jahren bei einer Geburt. Aus der Familiengeschichte ergibt sich sonst nichts Besonderes.

Pat. wuchs in Ostpreußen auf, war ein munterer, geselliger, frischer Junge, lernte auf der Schule gut, hatte keine besonderen Krankheiten. Nach der Schulzeit kam er als Kellner in die Lehre, war später immer in Hotels tätig. Er wechselte sehr häufig die Stellungen, weil er herumkommen und möglichst viel lernen und sehen wollte.

Während des Krieges wurde er 1916 eingezogen, war bis zum Kriegsende draußen, einmal wegen einer leichten Verwundung am linken Unterschenkel im Lazarett.

Nach dem Kriege 1919 Heirat, keine Fehl- oder Todgeburten, 2 gesunde Kinder. Nach der Heirat nahm er Stellung in Mannheim, war dann später als Ordonnanz in einem Gefangenlager bis Ende 1920 und dann auf dem Finanzamt als Schreibergehilfe. Schließlich nahm er aber von 1923 ab seine Tätigkeit als Kellner wieder auf.

Die Ehe war gut. Die Frau schildert den Pat. als einen intelligenten, beweglichen Menschen, der sich sehr um seine Familie kümmerte, sehr an seinen Kindern hing, dabei aber durchaus eigenwillig war, es gerne sah, wenn sich zu Hause alles nach ihm richtete. Dabei war er gutmütig, im allgemeinen sehr guter Stimmung.

Die Zeit der Infektion steht nicht sicher fest. Wegen Magenbeschwerden war er 1925 einmal in Behandlung der Medizinischen Klinik in Heidelberg, wo er sich zur Beobachtung auf Magengeschwüre befand. Dabei wurde damals ein positiver Wassermann im Blut festgestellt. Irgendwelche Anzeichen für eine Neurolues ergaben sich nicht. Er wurde daraufhin im Laufe des Jahres 1926 dreimal mit Salvarsan und Schmierkuren behandelt.

Seit der Weihnachtszeit 1926, als sehr viel Betrieb im Lokal war, fühlte er sich krank. Seit dieser Zeit klagte er über dumpfes Gefühl im Kopf, verlor seinen Appetit und schlief schlechter. Zu Anfang des Jahres 1927 dann nahm ihn die erhöhte Tätigkeit während der Fastnachtszeit besonders mit. Er wurde sehr aufgeregt, konnte im Café die Musik nicht mehr spielen hören, wurde durch den Lärm so unruhig, daß er öfters das Geschirr aus der Hand setzen mußte, um es nicht hinfallen zu lassen. Auch der Lärm des Geschirrs in der Küche tat ihm „innerlich weh", regte ihn auf. Nur mit der äußersten Energie arbeitete er weiter. Er fühlte sich innerlich unruhig, war verstimmt, traurig, ohne recht zu wissen warum. Alles regte ihn viel mehr auf als früher und ging ihm gleich „ins Innere". Er konnte sich kaum konzentrieren, wurde durch jedes Geräusch abgelenkt, machte Fehler beim Addieren und wurde vor allen Dingen sehr leicht müde. Nach 1—2 Stunden angestrengter Tätigkeit fühlte er sich schon vollkommen kaputt und schwach. Es brach ihm dann der Schweiß aus. Von jeher mitfühlend und mitleidig, wurde er in letzter Zeit rührseliger. Es traten ihm leicht die Tränen in die Augen, wenn er von irgendeinem Unglück z. B. hörte oder las. Manchmal kamen ihm Gedanken in den Kopf, das Leben habe keinen Sinn mehr, er möchte lieber mit seiner Familie aus dem Leben scheiden. Er war etwas ängstlich; wie er äußerte, hatte er Angst, nicht mehr allem gerecht werden zu können. Vor allen Dingen habe ihn seine immer mehr zunehmende schwere Müdigkeit, das Gefühl, erschöpft zu sein, sehr mitgenommen, der Verfall seiner Kräfte habe ihn sehr beschäftigt.

Als er hier *vom 9. 3. — 29. 3. 1927 beobachtet wurde*, machte er einen äußerst dekompensierten Eindruck. Er war unruhig, unsicher, im ganzen etwas ängstlich und depressiv. Er machte tatsächlich den Eindruck eines Menschen, der mit seinen Kräften restlos am Ende ist. Bei den Unterhaltungen raffte er sich immer wieder zusammen und brachte dann auch klar und ohne Fehler seine Vorgeschichte zusammen, und man konnte dann auch über sein Geschäft, über alle Dinge seines Lebens ruhig mit ihm sprechen. Er war dabei urteilsfähig und seiner Intelligenz nach gut intakt, aber nur für kurze Zeit. Dann wurde er dekonzentriert, etwas fahrig, hatte Mühe, seine Gedanken beisammen zu halten und äußerte selbst immer wieder, daß es ihm nicht mehr möglich sei, klar zu denken. Er habe einfach die Kraft nicht mehr dazu, die Gedanken gingen ihm durcheinander. Er könne nicht mehr mit. Auch bei objektiven Prüfungen versagte er bei längerdauernden Aufgaben; Reproduktion einer längeren Geschichte z. B. war ihm nicht möglich, während er aber noch deren Sinn oder z. B. die Lehre einer vorerzählten Fabel tadellos erfaßte. Bettruhe tat ihm sichtlich sehr wohl, er lag still, sich wenig um seine Umgebung kümmernd, in einer leicht deprsesiven Stimmung zu Bett, war aber in jeder Weise ansprechbar, klar und orientiert.

Der *körperliche Befund* ergab: Asthenischer, großgewachsener, sehr abgemagerter Mann. Herz etwas nach links verbreitert, gelegentlich Extrasystolen. Pupillen beiderseits leicht entrundet, rechts = links, prompte Licht- und Konvergenzreaktion. Patellarsehnenreflexe beiderseits nur sehr schwer auslösbar. Achillessehnenreflexe fehlen. Wassermann im Blut positiv, ebenfalls im Liquor (Lumbalpunktion). Nonne-Apelt positiv. Eiweiß nach Nissl $1\frac{1}{2}$ Teilstrich. Zellbefund 36. Deutliche Sprachstörung.

S. wurde zunächst aus der Klinik entlassen, da er sich zu einer Fieberkur nicht entschließen konnte. Er fühlte sich körperlich zu schwach dazu. Späterhin wurde er anderweitig, und zwar im August 1927 mit Recurrens behandelt. Er machte 6 Fieberzacken durch, überstand die Kur im allgemeinen gut. Bei einer *Nachuntersuchung hier am 27. 2. 28* war er körperlich im allgemeinen gut erholt. Er klagte darüber, daß er immer noch innerlich so schlapp und müde sei und keinerlei Anstrengungen vertrage. Affektiv war er sehr gut komponiert und in keiner Weise auffällig. Seine Frau klagte aber darüber, daß er stiller geworden sei als früher und auch interesseloser. Er kümmere sich nicht mehr um Politik und unterhalte sich nicht gern mit anderen Leuten. Im eigentlichen Familienleben merke man jedoch von irgendeiner Veränderung nichts, was seine Anteilnahme angehe. Er fühle sich nur ständig müde und wie zerschlagen und habe seine Arbeit noch nicht wieder aufgenommen. Objektive Intelligenzprüfungen ergaben keine Ausfälle bei S. Wohl klagte er selber darüber, daß er zwar nicht vergeßlich geworden sei, aber wenn er z. B. etwas in der Zeitung lese, habe er es deswegen so leicht vergessen, weil es ihn nicht mehr beschäftige und ihn nichts mehr angehe. In seinem Gesamtverhalten und in der Art seines Benehmens war er sonst völlig unauffällig. Die Sprachstörung war bis auf minimale Spuren geschwunden. Über die Art seiner Erkrankung war er sich völlig im klaren, wenn er auch heute noch versichert, daß er nicht wisse, wann und wo er sich die luetische Infektion geholt habe. Die affektive Reaktion und die Art, wie er von seiner Gehirnerkrankung sprach, zeigte nicht die Tiefe und Nachhaltigkeit, wie sie seiner ursprünglichen Persönlichkeit angemessen gewesen wäre. Sonst war er jedoch im Gespräch affektiv gar nicht auffällig.

Fall 9. P. H., geb. 20. 4. 1879.

P. stammt, soweit sich eruieren ließ, aus gesunder Familie. Aus seiner frühen Kinderzeit ist nichts Besonderes zu berichten. Er war ein sehr guter Schüler, er besuchte die Oberrealschule bis zum Einjährigen, und ging danach zur Postverwaltung. Von 1913—1914 diente er aktiv. 1914 rückte er gleich ins Feld und war mehrfach in Lazaretten wegen Lungenentzündung und Grippe. Ende 1915 setzten plötzlich in der linken Bauchgegend auftretende rasende Schmerzen ein, die immer nur einige Minuten dauerten, um dann über Stunden hinweg mit Pausen immer wieder einzusetzen. Er war damals im Lazarett und wurde auf Gallensteinleiden hin behandelt. Anfang 1916 ging er, nachdem die Schmerzen fast ganz geschwunden waren, wieder an die Front, wo er als Offizier und Kompagnieführer bis Ende des Krieges blieb.

Nach dem Kriege ging er zunächst wieder in den Postdienst zurück, ließ sich aber 1923 in die Finanzverwaltung versetzen.

1914 infizierte er sich luetisch und machte damals eine Salvarsan- und Quecksilberkur durch, die er in den Jahren 1920/1921/1922 noch je einmal wiederholen ließ. Die Wassermannsche Reaktion war seit 2 Jahren dauernd negativ.

1921 heiratete er. Die Frau hat keine Schwangerschaften durchgemacht.

Im Juli 1926 setzen Blasenstörungen ein, mehrfach konnte er nicht urinieren und mußte einige Male katheterisiert werden. Im Dezember 1926/Januar 1927 traten wieder hier und da kurz und schnell durch die Extremitäten sausende, rasende Schmerzen auf, die dann aber wieder schwanden. Er merkte zu diesem auch, daß sein Gang unsicherer wurde. Er hatte das Gefühl, als seien seine Beine von Holz.

Ph. galt immer als etwas nervös, war leicht reizbar, immer empfindlich, leicht gekränkt. Auf Umgang mit Freunden gab er nicht viel. Auch zu seiner Frau war er stets kühl und zurückhaltend. Seinen Dienst nahm er sehr genau, war fast pedantisch. Irgendwelche sonstigen Interessen außer dem Dienst kannte er nicht.

Seit April 1927 bemerkte Ph., daß seine Leistungsfähigkeit im Dienste nachließ. Er wurde beim Gehen sehr schnell müde, merkte aber, daß diese Ermüdbarkeit sich auch auf seine geistige Leistungsfähigkeit ausdehnte. Die Bewältigung seiner Arbeit fiel ihm schwerer. Sein Konzentrationsvermögen ließ nach. Besonders im Rechnen wurde er unsicherer und konnte sich nicht mehr so auf seine Arbeit verlassen. Er hatte zunehmend das Gefühl einer schweren seelischen Mattigkeit und Gleichgültigkeit. Sein Interesse am Dienst ließ nach. Er hatte viel mehr Schlaf notwendig. Bei leichten körperlichen Anstrengungen traten starke Schweißausbrüche auf. Er fühlte sich ständig wie zerschlagen, war ungemein empfindlich geworden, hatte dauernd das Gefühl, für einen schwer kranken Menschen gehalten zu werden. Er habe immer gemeint, er müsse sich gegen seine Umgebung stemmen, habe innerlich gar nicht mehr mitgekonnt, sei sich wehrlos und schwach vorgekommen. Sein Sexualverlangen habe gänzlich aufgehört, er habe keinerlei Verkehr mehr mit seiner Frau gehabt, auch keinerlei sexuelle Regungen mehr verspürt.

Ph. wurde *hier vom 22. 8. — 7. 11. 1927* behandelt. Er war völlig geordnet, hatte alle Kenntnisse, seine Vorgeschichte usw. restlos bis in alle Einzelheiten zur Verfügung. Doch machte er in seinem Gesamtverhalten einen ausgesprochen matten, erschöpften, müden Eindruck. Affektiv war er etwas labil, bald unruhig, reizbar, bald leicht depressiv, wobei ihm dann sehr leicht die Tränen kamen. Er schlief sehr viel, war selbst immer wieder froh, wenn er ins Bett kam, war völlig beherrscht von dem Gefühl des Nichtmehrkönnens, und der ausgesprochenen, seelischen und körperlichen, schwersten Erschlaffung. Er selbst äußerte, er komme sich vor wie „ausgepumpt“.

Körperlicher Befund: Großer, ausgesprochen asthenischer Mensch, mager, schlechter Ernährungszustand. Patellar- und Achillessehnenreflexe fehlen. Armreflexe rechts lebhafter als links.

Spur Facialisparese rechts im unteren Ast. Internusparese links. Pupillen gleich weit, nicht entrundet. Lichtreaktion links aufgehoben, rechts noch prompt und ausgiebig.

An beiden Unterschenkeln deutliche Herabminderung der Schmerz- und Temperaturempfindlichkeit. Ausgesprochene Hypästhesie für Schmerz auch gürtelförmig von der 3. Rippe abwärts bis zum unteren Rand des Rippenbogens.

Leichte Ataxie in beiden Beinen, ebenso Spur Ataxie im rechten Arm. Romberg deutlich positiv. Gang leicht stampfend.

Die Wassermannsche Reaktion im Blutserum fiel negativ aus, im Liquor bei 0,2 positiv (Lumbalpunktion). Ammonsulfatreaktion positiv. Eiweiß nach Nissl: 6 Teilstriche. Zellbefund: 12. Goldsolreaktion: typische Paralysekurve.

Leichte, aber deutliche artikulatorische Sprachstörung.

Ph. wurde hier einer Recurrensbehandlung unterzogen. Nach 6 Anstiegen setzte vom 8. 10. 1927 ab das Fieber spontan aus. Die Kur strengte Ph. außerordentlich stark an. Er war während der ganzen Zeit außerordentlich schlafsüchtig, schwitzte auffallend viel und stark. Besonders während der Fieberzeit selbst war er völlig haltlos und aufgelockert, weinte oft hemmungslos und war kaum zu beruhigen. Hier und da traten Parästhesien an Füßen und Armen auf, einmal auch schwere Magenkrisen. Während der 2. Oktoberhälfte aber erholte sich Ph. dann ausgezeichnet. Er nahm etwa 20 Pfund zu, fühlte sich auch körperlich erheblich wohler und frischer. Er war seiner Krankheit gegenüber immer restlos einsichtig gewesen. Während der letzten Oktobertage war er einige Male ausgesprochen ängstlich, depressiv, verstimmt, machte sich schwere Gedanken wegen seiner Zukunft und seiner Heilungsaussichten. Diese Verstimmungen kamen plötzlich und anfallsartig, gingen nach einigen Stunden Dauer dann aber vorüber.

Zur Zeit seiner Entlassung war er gleichmäßig ruhig, fühlte sich körperlich und seelisch erheblich wohler und frischer, glaubte, daß er seine frühere Leistungsfähigkeit ganz wieder erreicht habe. In seinem Allgemeinverhalten ließen sich nicht die geringsten Auffälligkeiten mehr herausstellen. Die während der Fieberperiode zunächst verstärkte Sprachstörung war schon zur Zeit seiner Entlassung fast völlig geschwunden. Tabische Beschwerden waren seit Mitte Oktober nicht mehr aufgetreten. Der neurologische Befund war insofern verändert, als die Ataxie in den Beinen erheblich zugenommen hatte. Beim Rombergschen Versuch fiel Ph. sofort nach links und hinten.

Eine *Nachuntersuchung* vom 4. 10. 1928 ergab, daß Ph. seinem Beruf seit dem 1. Januar 1928 wieder nachgeht. Er hat in der Zwischenzeit noch je eine Salvarsan- und Bismogenolkur vornehmen lassen. Seinem Beruf werde er wieder völlig gerecht und fühle sich genau so leistungsfähig wie früher. Seit März 1928 sind hier und da wieder lanzinierende Schmerzen in den Armen und Beinen aufgetreten, auch hatte er einmal wieder über mehrere Tage hinweg erhebliche Schwierigkeiten beim Urinieren. Den Angaben seiner Frau nach ist er reizbarer, erregbarer als früher, außerdem sei er noch verschlossener als ehedem. Im allgemeinen komme man aber doch noch gut mit ihm aus. Umgang mit der Frau hat er nur sehr selten, mit Pausen von 3—4 Wochen, dann jedoch ohne Störung.

In seinem Allgemeinverhalten war ein Zug einer gewissen apathischen Interesselosigkeit unverkennbar. Über seine Erkrankung, über deren Art und Schwere er von jeher im klaren gewesen war und auch jetzt noch ist, machte er sich kaum mehr Gedanken. Sie beschäftigt ihn eigentlich nicht mehr. Die Sprachstörung war völlig geschwunden, sonst zeigte der neurologische Befund keinerlei Änderung.

6. Die Enthemmten.

Die jetzt zu schildernden Fälle bilden eine zusammengehörige Syndromreihe; die Erscheinungsformen der einzelnen Typen sind zwar gänzlich verschieden, aber in jedem Einzelbild stecken Faktoren, die sie doch untereinander wieder sinnvoll verbinden. Neben emotionalen Veränderungen sind es solche des psychischen Tempos, die die Hauptrolle spielen.

Der *Typ der Enthemmten* nimmt diejenigen Zustandsbilder in sich auf, die sonst unter den Begriff der „expansiven Paralyse“ zu rechnen wären. Doch ist dieser Begriff ein sehr verschwommener, weil nicht nur Veränderungen des psychischen Tempos, der Grundstimmung darin eingehen, sondern auch jene so eindrucksvolle Art paralytischer Produktivität: der Größenwahn. Es ist hier nicht der Ort, über diese Wahnform länger zu diskutieren; das soll an anderer Stelle geschehen. Bemerkenswert ist für uns hier nur das eine: der Größenwahn scheint ganz überwiegend ein Syndrom zu sein, das nur bei den älteren Paralysen vorkommt, wenigstens in der Erscheinungsform des „klassischen“, „expansiven“ Größenwahns, bei dem keine Bewußtseinstrübung vorliegt, und der auch nicht mit einer echten manischen Verstimmung noch in einem einsichtigen, sinnvollen Zusammenhang steht. Alle aufgezeigten psychischen Störungen, die den klassischen Größenwahn „erklären“ sollten, wie die Kritiklosigkeit, die Euphorie, sind ja wohl unzureichend.

Den Begriff der expansiven Paralyse fassen wir hier enger und meinen damit ganz scharf nur Tempo- und Affektveränderte im Sinne des Enthemmtseins. Demnach fällt nur die Beschleunigung des Tempos, die erhöhte affektive Erregbarkeit und die Erleichterung der Abfuhr, der Entäußerung hierunter. Echte Leistungssteigerung, erhöhte Produktivität, Änderung des Stimmungshintergrundes nach der heiteren Seite, erhöhtes Selbstgefühl sind Züge, die nicht hierher gehören. Sie werden uns erst bei einem der anderen Typen, die in die Syndromreihe hinein gehören, den hypomanischen, begegnen. Ein Beispiel soll den gemeinten Typus veranschaulichen:

Fall 10. B. H., geb. 25. 5. 1887.

B. stammt als einziger Sohn aus einer begüterten Familie. Irgendwelche familiäre Belastung besteht nicht. Aus der Kinderzeit ließ sich nichts Besonderes eruieren. Er besuchte das Gymnasium, wo er 1905 sein Abitur machte. Seine Lieblingsfächer waren Mathematik und Naturwissenschaft. Er besuchte dann eine technische Hochschule und machte 1908 das Vorexamen im Tiefbau mit gut. Von 1905—1906 diente er aktiv. Er siedelte dann auf eine andere Hochschule über, wo er sich luetisch infizierte. Damals ließ er sich nicht behandeln, weil er sich zu sehr schämte. Wie er selbst angibt, sei er aber auch wohl zu leichtsinnig gewesen. Er lebte als Student mit einem sehr reichlichem Wechsel ausgesprochen locker, hatte viel Umgang mit Mädchen, trank erheblich, konnte sich als aktiver Student nicht genug auf Mensuren herumschlagen.

Bei Kriegsausbruch wurde er eingezogen und kam 1915 in Lazarettbehandlung wegen eines Ausschlages am Körper, der als Lues II diagnostiziert wurde. Er wurde mit Quecksilberschmierkuren und Quecksilbereinspritzungen behandelt. Die Wassermannsche Reaktion war zuerst positiv, fiel nach der Behandlung aber negativ aus. Er wurde schließlich Offizier, lag noch mehrfach wegen Grippe und Lungenentzündung im Lazarett. Nach der Revolution ging er zunächst noch zum Grenzschutz, weil ihm das Soldatenleben so gut gefiel und kämpfte noch ½ Jahr im Baltikum. Erst im Dezember 1919 kehrte er nach Hause zurück.

Nachdem er 2½ Jahre bei einem Bauamt gearbeitet hatte, trat er bei einer großen Firma als Ingenieur ein und machte auf Drängen dieser Firma 1925 sein Diplomexamen nach.

Seit 1924 ist er verheiratet. Die Frau hat noch keine Schwangerschaften durchgemacht.

B. wird als sehr lustiger, beweglicher, gutmütiger Mensch geschildert. Er war ausgesprochen gern in Gesellschaft und dort sehr beliebt als ausgezeichneter Erzähler und Unterhalter. Er war immer etwas leichtsinnig mit Geldausgaben und lebte gern gut. Doch wurde er in den Jahren seiner Ehe wesentlich vernünftiger. Bei der Firma war er als intelligenter, gewissenhafter Arbeiter bekannt.

Anfang April 1928 veränderte er sich. Er wurde reizbar, aufgeregter, sprach mehr sla früher, war dabei nicht so heiter wie früher, sondern häufig bissig und mürrisch. Während er sonst zu seiner Frau immer sehr höflich und korrekt war, ließ er sich jetzt in Zurechtweisungen, auch in Anwesenheit anderer Leute, gehen, schrie seine Frau z. B. aufgeregt an, auch wenn Bekannte dabei waren. Auch im Geschäft wurde er unverträglicher, bei Kleinigkeiten gereizt, vertrug keinen Widerspruch mehr. Dabei schlief er schlechter und sehr unruhig. Die Frau bemerkte, daß er auch sein Verhalten anderen Frauen gegenüber änderte. So jagte er, sich nicht um die Vorhaltungen seiner Frau und um den Eindruck auf andere Leute und auf seine Frau kümmernd, einer Nichte einfach nach, wie die Frau schilderte. Auch der Frau gegenüber wurde er sexuell enthemmter, viel erregbarer und verlangte des öfteren auch tagsüber Verkehr. Der Nichte schickte er dauernd Blumen, schrieb aber auch Liebesbriefe an sonstige bekannte Mädchen. Gegen Mitte Mai wurde seine Stimmung etwas gehobener, er lachte mehr. Im Geschäft erledigte er alle seine Angelegenheiten ausgesprochen nachlässig und flüchtig, nahm alles nicht mehr so wichtig, machte viel Fehler und kümmerte sich um Vorhaltungen nicht mehr. Zu seinen Untergebenen wurde er grob, ausfallend und fuhr sie häufig hemmungslos an.

B. wurde hier *vom 20. 5. 1928 — 30. 7. 1928* behandelt. Bei der Aufnahme war sein Verhalten ausgesprochen expansiv, asthenisch, grob, kaum daß er die notwendigsten Höflichkeitsgesetze beachtete. Erst nach einer energischen Auseinandersetzung nahm er sich mehr zusammen und bedauerte dann sein Verhalten. Er war dabei einsichtig in sein Verändertsein, er wisse selbst nicht, was mit ihm los sei. Er wäre so reizbar und aufgeregt, bei einer Kleinigkeit gehe er gleich „total aus dem Leim“. Er könne sich gar nicht mehr bremsen, „fahre gleich aus der Haut“. Lediglich von seiner erhöhten sexuellen Erregbarkeit wollte er nicht recht etwas wissen. Sein Verhalten den anderen Frauen gegenüber sei ausschließlich „ideal“. Es sei keine Rede davon, daß er seine Frau etwa habe betrügen wollen. Über seine Lebensgeschichte vermochte er noch sehr gut Auskunft zu geben. Jedoch gab er selbst an, daß die Fähigkeit, alle seine Kenntnisse prompt präsent zu haben, schon bei flüchtigem Überblick die Grundprinzipien irgendeines Problems zu erfassen, erheblich nachgelassen hätte. Die Konzentration falle ihm schwerer. Bei schwierigeren Rechnungen müsse er sich sehr zusammennehmen, er „verkomme sonst in Zahlen“.

Körperlicher Befund: Pupillen lichtstarr, linke etwas größer als rechte.

Alle Reflexe sind äußerst lebhaft, aber seitengleich. Im rechten Arm geringe Ataxie. Babinski hie und da positiv beiderseits.

Sprache leicht verwaschen und schmierend. Starke Mitbewegungen der Gesichtsmuskulatur beim Sprechen.

Die Wassermannsche Reaktion im Blut fiel positiv aus, ebenfalls im Liquor bei 0,2 (Lumbalpunktion). Ammonsulfatreaktion positiv. Eiweiß nach Nissl: 4 Teilstriche. Zellbefund: 34. Goldsol- und Mastixreaktion zeigten typische Paralysekurven.

B. wurde hier einer Malariabehandlung unterzogen. Nach 9 Fieberanstiegen erhielt er vom 19. 6. 1928 ab Chinin.

Während der Beobachtungszeit war B. viel ruhiger und stiller. Lediglich während der Fieberzacken war er hie und da unruhig und machte einen deliranten Eindruck. Wie sich nachträglich herausstellte, hatte er auch während der Temperaturanstiege deutlich halluzinatorische Erlebnisse. So glaubte er sich einmal ganz eingesponnen in eine Drahtrolle und hatte dabei das Gefühl, trotz aller Arbeit und allen Drehens und Wendens und aller sonstigen Versuche, sich nicht herauswinden zu können. Teilweise hatte er auch sexuell betonte Erlebnisse. So behauptete er nach der 4. Fieberzacke, er sei mit einem Mädchen zusammen gewesen, die von der Frauenseite des Hauses nachts zu ihm herüber gekommen sei. Erst nach einigen Tagen korrigierte er diese Angabe, „er müsse das wohl geträumt haben“.

Kurz nach der Kur war er affektiv viel gleichmäßiger, ruhiger und ausgeglichener, aber stärkst ermüdbar und ausgesprochen allgemein dement. Nur unter größten Schwierigkeiten vermochte er einigermaßen über Brückenbau, mathematische Rechnungen und sonstige Berufsangelegenheiten Auskunft zu geben. Er klagte darüber, daß er so dumm geworden sei, er bringe gar nichts mehr zusammen. Er war nicht bei einem Thema zu halten, sondern schweifte leicht ab, klagte auch darüber, daß seine Konzentrationsschwäche ganz erheblich zugenommen habe. Dabei war er aber in keiner Weise bewußtseinsgetrübt.

Zur Zeit seiner Entlassung von hier war seine Stimmung deutlich gleichmässig. Auch seine intellektuellen Fähigkeiten hatten sich erheblich gebessert. Für $1/2$ Stunde ungefähr vermochte er sehr gut zu arbeiten und genaueste Auskunft zu geben. Auffallend war aber eine ganz erhebliche Ermüdbarkeit. Nach $1/2$ Stunde konzentrierter Unterhaltung war er — wie er sagte — „ganz erschossen“. Er schlief dann erschöpft auch sofort ein, wenn er wieder zu Bett lag.

B. ging dann noch zur weiteren Erholung in ein Sanatorium, wo er noch eine Salvarsan- und Bismogenolkur durchmachte.

Ende Oktober 1928 nahm er seine Berufstätigkeit wieder auf.

Bei einer Nachuntersuchung am 2. 11. 1928 gab seine Frau an, daß er völlig wieder der alte sei. Er sei ganz wieder der korrekte und wohlerzogene Mensch von früher und auch sonst in seinen Interessen und seiner Anteilnahme gahz unverändert. Nur strenge ihn die Arbeit im Beruf außerordentlich an. Abends komme er oft ganz erschöpft nach Hause und sei schlafbedürftiger als früher. B. selbst bestätigte diese Angaben seiner Frau.

Hinzuzufügen ist nur noch, daß bei sonst völlig geordnetem, und vor allen Dingen, was die intellektuelle Beweglichkeit und Leistungsfähigkeit angeht, völlig unauffälligem Verhalten bei B. doch ein leicht euphorischer Zug noch deutlich war, der nicht wie eine charakterlich bedingte Heiterkeit wirkte, sondern etwas Starres, Unbewegliches, Modulationsloses hatte. Die Sprachstörung war völlig geschwunden, ebenso bei der neurologischen Untersuchung die rechtsseitigen Pyramidensymptome.

Bei einer wiederholten Nachuntersuchung am 20. 2. 1929 war er gegenüber dem eben geschilderten Zustandsbild völlig unverändert. Er gab aber an, daß seine Ermüdbarkeit sich etwas gebessert habe. Doch nehme ihn geistige Arbeit auch jetzt noch immer mehr mit als früher. Er wird jedoch seinem Beruf völlig gerecht.

Aus dieser Krankengeschichte geht die „Enthemmung“ wohl anschaulich hervor. B. ist nicht nur affektiv verändert in dem Sinne, als sei der formale Ablauf seines emotionalen Lebens anders. Er ist nicht nur erregbarer, sondern sein ganzes psychisches Tempo ist beschleunigt. Am besten kennzeichnet wohl das Wort „getrieben“ die Art und Weise des psychischen Ablaufs. Mit der Unruhe, Gewaltsamkeit ist gleichzeitig mit diesem Worte auch die erhöhte Triebhaftigkeit des ganzen psychischen Geschehens gekennzeichnet. Das ganze Bild hat deutlich einen Zug des „Dranghaften“, womit Thiele eine besondere Form der Getriebenheit bei den Encephalitikern umschrieb, die ihr Objekt wahllos findet, sich an irgendeinem Gegenstand entlädt, ohne wie der Trieb das immanent zugehörige Zielobjekt zu suchen. Man könnte sogar durchaus die Frage aufwerfen, ob nicht die Veränderung des Trieb- und Affektlebens genügt, um die „Demenz“ des B., sein intellektuelles Versagen, wie er es schildert, zu erklären. An sich wäre es ja durchaus möglich, daß eine innere Getriebenheit, Unruhe, Enthemmung einen klaren Überblick z. B. über ein mathematisches Problem nicht mehr zustande kommen läßt, ohne daß deshalb die Intelligenzfunktionen an sich gelitten zu haben brauchten. Doch wird man bei Allgemeinerkrankungen des Gehirns mit solchen Annahmen sehr vorsichtig sein müssen. Daß die Untersuchung keine Störungen aufdeckte, ist nicht streng beweisend, denn gerade bei hochkomplizierten psychischen Prozessen sind feine Veränderungen methodisch sehr schwer faßbar, wenn der Untersucher den eigentlichen Lebensraum des Patienten nicht selbst auch beherrscht. Gegen eine solche Rückführung der Intelligenzstörungen auf die Enthemmung scheint uns auch die Einsicht des Patienten selbst sehr gewichtig zu sprechen. Flüchtigkeit würde er wohl klagen, aber kaum selbst mit der Angabe kommen, es mangele ihm die Übersicht, wenn nicht diese Funktion als solche auch verändert, herabgemindert wäre. Jedoch verleihen wohl zweifellos die Tempoveränderung, die Bremsungslosigkeit, die emotionalen und Triebveränderungen dem Bilde den Hauptakzent.

Die Beziehungen dieses Typus zu den nur Affektveränderten sind ohne weiteres deutlich. Auch zu anderen noch zu schildernden Syndromen liegen sie unmittelbar vor. Bei den „hypomanischen“ und dem „organischen Syndrom“ wird hierauf zurückzukommen sein.

7. Die Depressiven.

Wir wenden uns nun den Fällen zu, die eine gegenteilige Tempoveränderung zeigen, die ausgesprochen gehemmt sind. Zugleich ist ihre Affektivität nach der Seite der Depression hin verändert. Im Gegensatz zum vorherigen Typus sind die Patienten verlangsamt, zögernd, schwerflüssig. Wie aus den folgenden Schilderungen hervorgeht, kann man diese Veränderungen unmöglich noch als Reaktion auf die Krankheit oder als sonstwie psychisch bedingtes, verständlich ableitbares Verhalten auffassen.

Fall 11. D. K., geb. 2. 6. 79.

Aus der weiteren Familiengeschichte des D. ist nichts Besonderes zu berichten. Er selbst entwickelte sich als Kind normal, lernte auf der Schule gut, machte nachher die Zimmermannlehre durch. 1900/02 diente er aktiv, arbeitete danach als Zimmerpolier. Seit 1906 ist er verheiratet. 4 Kinder leben und sind gesund. Die Frau hat 2 Fehlgeburten mitgemacht. Luetische Infektion wird verneint.

D. galt als sehr ruhiger, stiller, fleißiger Mensch, er war immer etwas schwernehmend, zeigte von jeher Neigung zu Mißtrauen. Die Ehe wird als gut geschildert. Auch zu den Kindern war er meist ernst, ohne aber besonders streng zu sein.

Seit den letzten Dezembertagen 1926 begann D. sich in seinem Allgemeinverhalten zu verändern, klagte über Kopfweh und Schwindel, fühlte sich mehr und mehr müde. Er sei außerordentlich gedrückt gewesen, habe an nichts mehr Interesse gehabt, er sei dauernd in einem Zustand gewesen, als sei er abgearbeitet, kaputt und zerschlagen. Schließlich ging er zum Arzt, da er auch vergeßlicher wurde, und seiner Arbeit als Polier nicht mehr gerecht werden konnte. Er klagte darüber, daß er schon nach wenigen Stunden Arbeit „völlig abgeschafft" sei.

D. wurde hier vom 23. 5. — 23. 8. 27 behandelt. Er war bei der Aufnahme durchaus besonnen und klar, war aber stark verlangsamt und gehemmt. Die Hinwendung zum Untersucher fiel ihm immer schwer, man mußte ihn energisch heranholen, weil er sonst in sich versank. Auffallend stark war seine Ermüdbarkeit bei der Untersuchung, man konnte sich sehr konzentriert ungefähr eine halbe Stunde lang mit ihm unterhalten, dann aber versagte er vollkommen. Während er vorher völlig geordnet war, seine Lebensgeschichte, seine Kenntnisse alle restlos zur Verfügung hatte, klagte er dann darüber, daß er keine Gedanken mehr zusammenbringen könnte, versagte beim Rechnen, bei der Sinnerfassung von kleinen Geschichten, deren Reproduktion usw. Auffällig war immer ein eigenartiger egozentrischer Zug insofern, als er immer auf sich, seine Angelegenheiten, seine Klagen und Beschwerden zurückkam, ohne daß man aber etwa hätte sagen können, er baue seine Klagen hypochondrisch aus. In der Ermüdung wurde er reizbar, mürrisch ablehnend. Während er sonst eine allgemein blande, etwas leer depressive Haltung zeigte, wurde er dann schwankend, weinerlich, hie und da auch läppisch euphorisch.

Körperlicher Befund: Kleiner asthenischer Mann, sehr abgemagert. Fazialis links Spur paretisch. Reflexe am linken Bein lebhafter als rechts. Deutliche Sprachstörung. Pupillen: rechts gleich links. Lichtreaktion links etwas träge.

Liquorbefund: WaR. pos. bei 0,2. Nonne pos. Eiweiß nach Nissl $2^1/_2$ Teilstriche. Zellzahl 32. Goldsol- und Mastixreaktion: typische Paralysekurve.

D. wurde hier einer Recurrensbehandlung unterzogen. Nach nur 4 Fieberanstiegen setzte am 1. 8. 27 das Fieber spontan aus.

D. war während der Behandlung geordnet, aber sehr interesselos und still. Der depressive Zug des Bildes schwand völlig und machte einer leeren Stumpfheit Platz. Diese affektive Veränderung blieb auch für die Folgezeit bestehen. In seinen sonstigen psychischen Abläufen war eine recht weitgehende Änderung eingetreten. Und zwar zeigte er deutliche Züge des amnestischen Syndroms; z. B. ordnete er Wortpaare teilweise richtig sinnvoll zu, von einer fehlerhaften Reaktion kam er aber nie mehr los und korrigierte sie nicht. Beim Legen einer Geschichte nach Bildern (6 Bilder), auf denen ein Mann Bier trinkt und dann eines Maus im Bierkrug findet, legte er jedes Bild einzeln „der sauft, und der sauft, und der sauft auch" und war nie auf den Zusammenhang hinzulenken. Selbst die Reproduktion einer einfachen Geschichte wie die vom Salzsäcke tragenden Esel war nicht möglich. Bei der Erklärung von Bildern faßte er Teilstücke sehr gut heraus, kam aber nie zur Erkenntnis eines Zusammenhanges. So z. B. beim Bild eines Hochzeitzuges, „da sind Musikanten, da ist ein Brautpaar, da steht ein Bauernmädchen" usw., während die Gesamtsituation nicht erkannt wurde. Kenntnisse aus seinem Berufsleben waren nur dann von ihm zu erhalten, wenn man ihn zunächst intensiv in die Berufssituation hineinversetzt hatte. Aus dem Zusammenhang heraus kam er dann z. B. auch dazu, die Wasserwaage erklären zu können, während er plötzlich ohne Vorbereitung danach gefragt, stets vergebens versuchte, die Angelegenheit klarzumachen.

Bei der Entlassung bestand noch eine deutliche Sprachstörung, die Reflexe waren noch lebhaft, aber seitengleich, hin und wieder war Mendel-Bechterew links positiv. Zahlenerkennen und Lagesinn am rechten Bein waren noch leicht gestört.

Nach der Entlassung wurde D. noch einer Bismogenolkur unterzogen. Bei einer Nachuntersuchung vom 4. 1. 28 war die affektive Haltung des D. gegenüber dem Entlassungsbefund unverändert. Zu Hause war er interesselos, stumpf, leer, hie und da mürrisch, reizbar und unverträglich. Er beschäftigte sich mit nichts und ging keiner Arbeit nach. Irgendwelche besonderen Klagen brachte er nicht vor. Leistungsprüfungen ergaben im Prinzip dieselben Resultate wie bei der Entlassung. Wieder ergab sich eine erhebliche Störung im Erkennen von Gesamtzusammenhängen, wieder die Neigung, größere Gestaltzusammenhänge in Teilsituationen aufzulösen, ebenfalls das Hängenbleiben an einmal gesetzten Lösungen, die nicht mehr korrigiert werden konnten. Auch die Merkfähigkeitsstörung war dieselbe geblieben. Körperlich hatte sich D. aber recht gut erholt.

Das geschilderte Bild hat sicher viele Züge einer Depression aus dem manisch-depressiven Formenkreis. Doch treten auch Momente in das Gesamtbild ein, die sich nicht ohne weiteres mit einer „endogenen Depression", womit dem üblichen Sprachgebrauch nach immer Depressionen des manisch-depressiven Irreseins gemeint sind, in Einklang bringen lassen. Intelligenzstörungen treten auf und eine weitaus erhöhte Ermüdbarkeit, die sich nicht nur bei körperlicher Arbeit, sondern auch bei intellektuellen Prozessen bemerkbar macht. Es fragt sich nun, ob diese beiden Symptomreihen untrennbar zusammen gehören, oder ob man zwei Krankheiten vor sich hat, eine Paralyse und eine endogene Depression, die durch den paralytischen Prozeß in Gang gesetzt ist. Ehe wir dazu Stellung nehmen, sei noch eine Krankengeschichte wiedergegeben, die geeignet ist, Weiteres zu dieser Frage beizutragen.

Fall 12. H. A., geb. 1. 7. 79.

Aus der Familienvorgeschichte des H. ist keine besondere Belastung, insonderheit nichts für manisch-depressives Irresein herauszustellen. Seine Geschwister sollen alle sehr tüchtige Menschen sein. Ein Sohn des H. (17 J. alt) ist wegen Zwangsneurose seit 1 Jahr in psychotherapeutischer Behandlung.

H. selbst entwickelte sich normal, besuchte die Volksschule und machte dann eine kaufmännische Lehre durch. Er arbeitete zunächst als Buchhalter und Reisender, vertritt jetzt seit 16 Jahren eine große Schuhfirma. Während des Krieges war er als Verwalter einer Armeekonservenfabrik reklamiert.

Seit 1901 ist er verheiratet. Die Frau hatte 3 Fehlgeburten, 2 lebende Kinder sind gesund.

1899 luetische Infektion. H. wurde damals mehrfach mit Schmierkuren behandelt. In späteren Jahren, z. B. während der Militärzeit ließ er häufiger sein Blut untersuchen; die WaR. fiel jedesmal positiv aus, behandeln ließ er sich aber nicht.

Charakterlich wurde H. als aktiv, heiter, betriebsam geschildert, er war gerne in Gesellschaft, liebte Scherze und Trunk, war warmherzig und mitleidsfähig. Er sah Frauen gerne, zeigte aber deutlich sexualneurotische Züge. Während der Ehe versuchte er mehrmals Umgang mit anderen Frauen, war jedoch jedesmal impotent.

Seit Anfang August merkte man, daß eine Veränderung mit H. vorging. Er klagte über dumpfes Gefühl im Kopf. Seit Mitte August wurde er verstimmt, war gedrückt, unruhig und ängstlich. Er verhaspelte sich bei allem, wurde dann aufgeregt, traurig und sehr verstimmt, war ausgesprochen ängstlich und unsicher. Er fürchtete sich vor den Reisen, vor dem Gerede mit seinen Kunden, davor, daß er die Waren zeigen mußte, seine Kollektionen ausbreiten mußte und dgl. Sprach davon, daß seine Gedanken nachließen, daß er mit seinem Geschäft nicht mehr mitkomme. Schlief sehr schlecht, unruhig, klagte über wüste Träume.

H. wurde hier vom 2. 11. 27 — 19. 12. 27 behandelt. Bei der Aufnahme war H. ausgesprochen ängstlich, depressiv, verstimmt, zeigte eine deutliche Unruhe. Er habe keine Ruhe mehr, die Arbeit habe ihn so aufgeregt, er merke, daß er nicht mehr mitkomme, es gehe eben alles irr und wirr durcheinander. Er bekomme nichts mehr in den Kopf, seine Gedanken seien aus.

Seine Vorgeschichte brachte er noch recht gut zusammen, aber allen intensiveren Leistungsprüfungen ging er ängstlich aus dem Wege, das könne er alles nicht mehr, mit ihm sei es aus, alles habe keinen Zweck mehr, er sei sehr schwer krank. Nach langem gütlichen Zureden reproduzierte er aber z. B. längere Geschichten und Fabeln, Zeitungsberichte und dgl., durchaus sinnvoll und rechnete auch recht gut. Auch die Daten seiner Vorgeschichte hatte er sehr gut zur Verfügung, vermochte auch über seine Berufstätigkeit, Einrichtung einer Schuhfabrik, Organisation des Verkaufs und dgl. noch sehr gut Auskunft zu geben.

Der körperliche Befund ergab: Rechte Pupille größer als die linke, die rechte ist verzogen und lichtstarr, die linke reagiert normal. Spur Facialisparese rechts, Zunge weicht beim Herausstrecken leicht nach rechts ab. Deutlicher Tremor der Hände. Alle Reflexe erheblich gesteigert, beim Seiltänzergang deutliche Unsicherheit. Sensibilitätsstörungen nicht nachweisbar. Die WaR. im Blut fiel positiv aus, ebenfalls im Liquor bei 0,2. Ammonsulfatreaktion positiv. Eiweiß nach Nissl 2½ Teilstr. Zellbefund 19. Deutliche artikulatorische Sprachstörung.

H. wurde hier einer Malariabehandlung unterzogen. Nach 7 Fieberanstiegen erhielt er vom 29. 11. ab Chinin.

Während der Behandlungszeit war das affektive Verhalten des H. äußerst schwankend, bald war er jammernd weinerlich depressiv, bald läppisch euphorisch, hin und wieder zeigte er auch für Tage eine schwere getriebene Unruhe. In den letzten Novembertagen begann er sich zu komponieren, zeigte durchgängig eine euphorische Stimmung. Krankheitsgefühl und Krankheitseinsicht gingen langsam verloren, er behauptete, keinerlei Beschwerden mehr zu haben, alles sei in Ordnung, er wünschte an die Arbeit zu kommen und rühmte seinen Arbeitsgeist. Der Verstand sei so wie früher, er wisse alles. Auf seine noch deutliche Sprachstörung verwiesen, erklärte er, er habe noch etwas den Zungenschlag, das verliere sich aber mit der Zeit. Er geriet leicht in ein haltungsloses Geschwätz, wobei er besonders viel von seiner Lues redete, er sei eben krank gewesen, müsse sich auf einem Abort angesteckt haben, Einspritzungen hätten bei ihm nichts mehr genutzt. Seine Geschlechtskraft habe jetzt zugenommen, jetzt gehe es sicher noch besser bei seiner Frau, denn sein Trieb sei größer geworden. Er sei in letzter Zeit immer dummer geworden, aber jetzt gehe es ihm bedeutend besser. Er zeigte noch eine deutliche Konzentrationsschwäche, indem er sehr leicht ein angeschlagenes Thema aus den Augen verlor. Situations- und Sinnerfassung waren ausgezeichnet, während genaue Reproduktion einer Geschichte z. B. über die Sinnzusammenhänge hinaus ihm sehr viel Schwierigkeiten machte. Es war deutlich, daß er alle Angelegenheiten seines Lebensraumes besser und spontaner zur Verfügung hatte als allgemeine Zeitereignisse und Schulkenntnisse.

Bei einer Nachuntersuchung vom 1. 4. 28 — 5. 4. 28 bot H. ein völlig manisches Bild. Er konnte nicht genug seine glänzende Erholung preisen, sei viel gesünder und leistungsfähiger als jemals, mache gute Geschäfte. Er machte einen frischen und äußerst lebendigen, heiteren Eindruck. Dagegen fiel eine gewisse grobe plumpe Art der Vertraulichkeit bei ihm auf. Mit den Ärzten ging er distanzlos um. Seine Frau klagte darüber, daß H. so unruhig und aufgeregt sei seit ungefähr 8 Wochen. Er traue sich viel zu viel zu, auch im Geschäft, gönne sich gar keine Ruhe und könne nicht einsehen, daß er bei seiner Aufgeregtheit, Hastigkeit und Flüchtigkeit Fehler mache. Vor allem führte die Frau darüber Klage, daß H. ans Trinken gekommen sei, viel mehr als früher noch in Gesellschaft gehe. Er sei ungemein lustig und ausgelassen und vermöge sich keinerlei Zwang darin mehr aufzuerlegen. Irgendwelche faßbaren gröberen Intelligenzdefekte ließen sich bei H. nicht feststellen.

Die WaR. im Blutserum und Liquor war noch positiv, auch die Ammonsulfatreaktion, der Eiweißgehalt nach Nissl 1 Teilstr., Zellzahl 8.

Bei einer erneuten Nachuntersuchung am 3. 12. 28 war H. viel ruhiger und ausgeglichener. Nach den Schilderungen seiner Frau war er seit Juli allmählich erheblich stiller und ruhiger geworden und jetzt eigentlich genau so wie früher. In seinem affektiven Gesamtverhalten war er tatsächlich gar nicht auffällig. Ohne daß objektiv sich diese Herabminderung belegen ließ, klagte H. subjektiv darüber, daß er zwar seine Tätigkeit genau so wie früher fortführe, auch in demselben Umfang, daß ihm aber doch der Überblick schwerer falle. Bei der großen Anzahl seiner Kollektionen falle es ihm schwerer als früher, sich in allem zurecht zu finden, er müsse sich mehr Notizen machen, als dies früher der Fall gewesen sei. Die vielen Zahlen, die Preise, Modellnummern und dgl., die er früher mühelos behalten habe, gingen ihm doch jetzt leicht durcheinander. Er könne auch nicht mehr andauernd arbeiten wie früher, sondern müsse sich mehr Ruhe gönnen und schonen. Während er früher vielerlei Arbeit nebeneinander habe erledigen können, müsse er sich jetzt mehr vorsehen, langsamer tun und eins nach dem andern geordnet abwickeln. Sowohl seinen eigenen wie auch den Angaben seiner Frau nach ist er in seinem sonstigen Verhalten innerhalb seiner Familie, seinem Bekanntenkreis gegenüber früher unverändert.

Die Sprachstörung ist völlig zurückgegangen.

Das primäre Zustandsbild ist hier das einer Depression mit stark-ängstlichem Einschlag. Wieder sind Intelligenzstörungen, wenigstens subjektiver Natur, damit verbunden. Was den Fall aber vor allem wichtig macht für die Frage nach der Natur der Depression, ist die hypomanische Schwankung, die nach der Malariabehandlung auftrat. Sie scheint uns doch sehr erheblich dafür ins Gewicht zu fallen, daß man eine echte manisch-depressive Erkrankung vor sich hat, die durch den paralytischen Prozeß in Gang gesetzt wurde, so wie BOSTROEM das in einer ausgezeichneten klinischen Untersuchung für Manien bei Paralyse gezeigt hat. Die tatsächlichen Defekte intellektueller Natur wären auf den paralytischen Prozeß als adäquate, ganz unmittelbare Äußerungen zu beziehen. Daß sie tatsächlich vorhanden sind und nicht aus der Stimmungs- und Tempoveränderung erklärbar sind, scheint uns vor allem der Zustand der Patienten während der Fieberbehandlung zu beweisen. Wir sehen, wie bei Fall 11 und Fall 12, treten diese Defekte desto mehr in den Vordergrund, je mehr schon während des Fiebers die geschlossene Haltung des Enthemmten bzw. Depressiven in den Hintergrund gedrängt wird und sich gewissermaßen verflüchtigt. Die Fieberbehandlung treibt also die Demenz heraus, eine Erscheinung, die ja von anderen Symptomen her, z. B. von der Sprachstörung, die während der Kur sehr häufig bedeutend intensiver wird, bekannt ist und darin ein Analogon hat.

Doch bringen wir noch einen Fall, der die ganze Frage des Zusammenhangs zwischen paralytischer Erkrankung und depressivem Zustandsbild wieder etwas anders zu beleuchten geeignet ist.

Fall 13. S. E., geb. 25. 8. 72.

Vater des Pat. mit 57 Jahren an Leberkrebs, Mutter mit 58 Jahren an Zuckerkrankheit gestorben. 3 Geschwister leben und sind gesund. Irgendwelche besondere Belastung ließ sich nicht nachweisen, insbesondere ließ sich nichts für manisch-depressive Erkrankungen in der Familie herausbringen.

Sch. war als Kind gesund, entwickelte sich normal und lernte auf der Schule schwer. Zunächst arbeitete er in einer Gießerei und später als Fräser, schließlich in einer Papierfabrik. Bis zur Militärzeit (1892—94) wechselte er dann noch zweimal die Stellung. Während der Militärzeit führte er sich gut. Seinen häufigen Stellenwechsel begründete er damit, daß er als junger Mensch zu unruhig gewesen sei. Es habe ihm nirgendwo lange gefallen, mit seinen Arbeitskollegen sei er aber immer gut ausgekommen. Nach der Militärzeit ging er zuerst wieder als Arbeiter in eine Papierfabrik, machte aber dann im Jahre 1898 eine Prüfung als Grenzaufseher und wurde als solcher angestellt. 1909 heiratete er. Die Frau machte 3 Fehlgeburten mit; 2 Kinder leben und sind gesund. Während des Krieges war Sch. reklamiert.

Die Frau schilderte die Ehe als gut. Pat. sei immer ein sehr ruhiger, stiller Mann gewesen, von dem man nie ein böses Wort gehört habe. Er war sehr nüchtern und am liebsten zu Hause für sich, auf Verkehr mit anderen Menschen legte er keinen Wert. Sein einziges Interesse sei der Dienst gewesen, den er mit außerordentlicher Gründlichkeit versah. Bei seinen Vorgesetzten war er sehr beliebt.

Seit Ende April fiel der Frau auf, daß Sch. noch stiller wurde als sonst. Er fing an herumzusitzen, unterhielt sich viel weniger, sprach allmählich kaum mehr etwas. Er äußerte, daß er im Dienst nicht mehr mitkomme, er müsse sich pensionieren lassen. Er las keine Zeitung mehr und kümmerte sich zu Hause um nichts, sondern ließ seine Frau alles machen. Schmerzen äußerte er nicht. Wohl merkte die Frau, daß er sich im Anzug etwas gehen ließ, z. B. zog er seinen Rock nicht mehr aus, wenn er vom Dienst kam. Er machte auf die Frau einen traurigen Eindruck. Appetit und Schlaf waren in Ordnung. Schließlich ging die Frau, weil ihr die Verstimmung des Mannes auffiel, mit ihm zum Arzt, der ihn dann in die Klinik einwies.

Sch. wurde hier vom 25. 5. — 21. 8. 1927 behandelt. Er machte bei der Aufnahme den Eindruck einer schweren Depression, war sehr still und gehemmt, depressiv verstimmt, in sich versunken, wirkte wie in sich verkrochen, machte einen sehr unsicheren, ängstlichen Eindruck. Bei den Unterhaltungen war er gehemmt, jedoch gab er seine Vorgeschichte tadellos heraus, war auch mit Mühe in Unterhaltungen über seinen Beruf und dgl. zu verwickeln. Alles ging äußerst langsam, aber auch schwierigere Aufgaben und Rechenexempel löste er schließlich doch richtig. Er klagte darüber, daß er so schwer denken könne, daß er krank und kaputt sei und seinen Dienst nicht mehr machen könne. Irgendwelche körperlichen Klagen äußerte er nicht. Wahn- oder Versündigungsideen bestanden nicht. Objektive Intelligenzstörungen waren nicht sicher nachzuweisen.

Körperlicher Befund: Kleiner, hagerer Mann von asthenischem Typ. Intern kein Befund. Neurologisch: Pupillen gleich weit, stark miotisch; Lichtreaktion beiderseits träge und wenig ausgiebig, Konvergenzreaktion nur spurweise erhalten. Patellarsehnenreflexe beiderseits nur schwach auslösbar, ebenfalls die Achillessehnenreflexe. Leichter Tremor der Finger. WaR. im Blut positiv, ebenfalls im Liquor bei 0,2 (Lumbalpunktion). Ammonsulfatreaktion stark positiv. Eiweiß nach Nissl 4 Teilstr. Zellbefund 20.

Sch. wurde hier einer Malariabehandlung unterzogen und machte 7 Fieberzacken durch. Ab 11. 7. erhielt er Chinin.

Während der ganzen Zeit blieb Sch. äußerst still und gehemmt, jedoch gewann das ganze Bild allmählich einen Zug von Stumpfheit und Gleichgültigkeit; auch daß keine tiefere Krankheitseinsicht zum Vorschein kam, fiel auf. Gegen Ende der Behandlungszeit machte er über einige Tage hinweg einen sehr ängstlichen, gespannten Eindruck, ohne daß besondere Inhalte erfahrbar waren.

Bei einer Unterhaltung am 9. August war er körperlich recht gut erholt und psychisch viel freier, äußerte selbst, daß er im Anfang seines Hierseins sehr verstimmt gewesen sei, ohne zu wissen warum. Doch sei dies vorbei, er könne sich jetzt wieder unterhalten und fühle sich wohler. Er war dankbar für die Behandlung, gab sich frei und einsichtig, meinte, er müsse doch sehr schwer krank gewesen sein, weil er so still gewesen sei, alles habe in ihm stillgestanden. Er rechnete ausgezeichnet, auch eingekleidete Aufgaben, löste auch sonstige Aufgaben wie Sprichworterklärungen, Oberbegriffsbildung, Nacherzählen, Fabeldeuten und dgl. sehr gut. Über Politik, seine Berufsverhältnisse usw. konnte man sich sehr gut mit ihm unterhalten.

Doch hielt dieses Freisein nur kurze Zeit an. Bei seiner Entlassung war er zwar gegenüber dem Aufnahmebefund erheblich gebessert, aber er machte doch wieder einen etwas lahmeren, gehemmteren und unfreieren Eindruck.

Schon im Oktober 1927 kam Sch. wieder in Behandlung einer Heil- und Pflegeanstalt. Es hatte sich herausgestellt, daß er seinem Dienst auf die Dauer nicht gerecht zu werden vermochte. Er war zu Hause wieder sehr still und untätig gewesen, machte aber nicht mehr einen eigentlich traurigen, sondern mehr stumpfen Eindruck. Auch in seinem Dienst wurde er teilnahmsloser und gleichgültiger. Dieser Zug von affektiver Abstumpfung fiel auch bei der Wiederaufnahme in der Anstalt auf. Er wurde einer neuerlichen Behandlung mit Salvarsan und Bismogenol unterzogen, ohne daß eine wesentliche Besserung eintrat. Bei einer erneuten *Nachuntersuchung am 3. 2. 28* machte Sch. tatsächlich einen reichlich stumpfen, gleichgültigen Eindruck. Zu irgendeiner längeren tieferen Anteilnahme war er nicht zu bringen. Dabei war er an sich völlig ungehemmt in der Unterhaltung. Er gab auch zu, daß er viel gleichgültiger geworden sei als früher. Seine Intelligenzfunktionen hatten sichtlich nachgelassen. Rechnungen mit zweistelligen Zahlen bewältigte er nur unter großer Anstrengung. Die Reproduktion längerer Geschichten machte ihm Schwierigkeiten. Er löste zwar alles noch, was man von ihm verlangte, aber alles mühsamer und mit erheblich größerer subjektiver Anstrengung. Er selber wußte zwar von diesen seinen Veränderungen, ohne aber irgendeine besondere affektive Reaktion darauf zu zeigen. Den Schilderungen der Frau nach geht er zu Hause spazieren, ohne sich um irgend etwas Wesentliches zu kümmern; auch an der Erziehung der Kinder nimmt er nur wenig Anteil. Allerdings machte er auch keinerlei Schwierigkeiten zu Hause. Doch ist er bei seiner stumpfen Gleichgültigkeit für seine Familie eine wahre Qual.

Auch hier liegt ein Zustandsbild mit ausgesprochener Gehemmtheit und depressivem Stimmungshintergrund vor. Aber außerdem trägt es einen Zug des Mürrischen, Plumpen, der — wie man geltend machen könnte — nicht in das übliche Bild der endogenen Depression hineingehört. Wieder erhebt sich die Frage, ob diese affektiven Veränderungen im Krankheitsbilde nicht ebenso wie die Intelligenzzstörungen auf den paralytischen Prozeß zu beziehen sind, der zwar die Depression auslöst, sie aber gleichzeitig in gewissen Zügen verändert oder ihr welche hinzuverleiht. Daß sowohl bei Fall 12 wie bei Fall 13 keine manisch-depressive Belastung nachweisbar war, braucht nicht als beweisend erachtet zu werden, da uns ausgedehnte Erbforschungen nicht zur Verfügung standen. Wesentlicher scheint uns zu sein, daß Zustandsbilder wie bei Fall 13 auch bei anderen organischen Hirnerkrankungen, z. B. bei Tumoren, bei Encephalitiden zur Beobachtung kommen. Natürlich kann man sagen, daß damit die Frage nur hinausgeschoben wird, denn auch bei einer Encephalitis mit depressivem Zustandsbild kann die Frage nach der Auslösung wieder sinnvoll aufgerollt werden. Aber Fall 14 vor allem scheint uns doch sehr dafür ins Gewicht zu fallen, daß es auch Depressionen, dem Zustandsbild der „endogenen“ Depressionen entsprechend gibt, die organische Reaktionsformen darstellen, und die nicht durch den organischen Krankheitsprozeß in Gang gesetzte echte „endogene“ Depressionen sind. Rümke hat erst kürzlich noch für gewisse Krankheitsbilder bei Kindern einer gleichen Meinung Ausdruck gegeben. Doch müssen wir zugestehen, daß uns die erbbiologische Übersicht fehlt, um dies sicher erweisen zu können. Betont sei ausdrücklich, daß Forscher wie Lange, Bostroem, denen ganz andere erbbiologische Erfahrungen zur Seite stehen, der gegenteiligen Meinung sind. Die ganze Frage in extenso aufzurollen, kann hier nicht der Ort sein. Doch scheint uns Bostroems Standpunkt in der ganzen Frage nach dem Verhältnis von Psychosen endogener Gestaltung und exogenem Krankheitsprozeß, wie er sich z. B. auch bei seiner Stellungnahme zu den schizophrenen Psychosen bei Encephalitis epidemica ausprägt, etwas überspitzt. Wir möchten nur mit aller Reserve unserer Meinung Ausdruck geben, daß wir das „Depressivsein“ für eine allgemeine biologische Reaktionsform halten, unter der das manisch-depressive Irresein im strengen Sinn nur einen Typus, wohl sicher aber den häufigsten darstellt. Es müßte möglich sein, Reihen aufzustellen, einmal: reine (manisch-depressive) Depressionen ohne paralytische Züge, für deren Auslösung aber trotzdem ein erst später symptom-manifest werdender paralytischer Prozeß verantwortlich zu machen ist, bis hin zu solchen Paralysen, die lediglich noch eine depressive Grundstimmung aufweisen, im übrigen aber klinisch reine Paralysen sind ohne manisch-depressive Konstitutionskomponente. Die zweite Reihe ist theoretisch unsicherer. Ob es möglich ist, klinische Depressionsformen zu finden, die keine paralytischen Züge im Symptombilde aufweisen und trotzdem keine dem manisch-depressiven Formkreis zugehörige Depressionen sind, bleibt fraglich. Das polare Ende dieser Reihe wären dem manisch-depressiven Irresein z. B. aus der Anamnese, der Erbgeschichte zuzuweisende Depressionsformen, die nur noch den Stimmungshintergrund, evtl. die Tempoverlangsamung mit den Depressionen gemeinsam haben, im übrigen aber manifeste, und zwar dem psychischen Bild nach manifeste Paralysen darstellen. Dies letztere ist nichts Ungewöhnliches, wenn wir auch bei unserem Material, den beginnenden Paralysen, keinen Fall aufzuweisen haben (wohl aber bei älteren Fällen). Ebenso haben wir keinen Fall vorgefunden, der zum 1. Typ der 1. Reihe gehören könnte.

8. Die Hypomanischen.

Prinzipiell dieselben Fragen erheben sich bei den hypomanischen bzw. manischen Zustandsbildern. Bostroem hat über sie eine oben schon angezogene ausgezeichnete Studie geliefert, auf die wir hier mangels genügenden eigenen Materials zurückgreifen. Daß der paralytische Prozeß ganz im Beginn derartige Zustandsbilder in Gang setzen kann, die selbst noch nicht paralytisch, sondern lediglich eine ausgelöste, anlagemäßig vorgebildete Erkrankungsform sind, hat Bostroem überzeugend nachgewiesen. Schwierig gestaltet sich die Frage aber hier auch, wenn Zustandsbilder vorliegen, die Züge paralytischer Persönlichkeitsveränderung und solche hypomanischer zugleich zeigen, ohne daß das eine dem anderen vorherginge oder nachfolgte. Das Fehlen echter Produktivität z. B. könnte ja dann sowohl als Veränderung des hypomanischen Grundcharakters durch den einsetzenden Demenzprozeß aufgefaßt werden, als man auch umgekehrt die hypomanische Färbung lediglich als besondere Stimmungs- und Affektveränderung durch die paralytische Erkrankung, also als besondere Art paralytischer Persönlichkeitsveränderung erklären könnte. Als ausgelöste echte Manie ist analog den Bostroemschen Fällen der folgende Fall aufzufassen.

Fall 14. M. L., geb. 18. 10. 70.

Vater starb mit 61 Jahren an Schlaganfall, die Mutter in demselben Alter angeblich an Rheumatismus. Von 6 Geschwistern sind 4 im Alter von 35—45 Jahren gestorben. 1 Bruder ist angeblich verunglückt, 1 an unbekannter Ursache gestorben. Ob Suicide vorliegen, ist nicht klarzustellen. 1 Sohn der Pat. leidet an deutlichen manisch-depressiven Schwankungen.

Pat. selbst entwickelte sich als Kind normal, lernte auf der Schule gut und arbeitete dann zu Hause in der Hauswirtschaft. Bis zu ihrer Heirat im 30. Lebensjahre blieb sie zu Hause. Bis dahin war sie ein ruhiger, gleichmäßiger, gutmütiger Mensch, der das Leben liebte, gern unter Leuten war und alle Dinge nicht allzu ernst nahm, ohne dabei aber etwa leichtsinnig oder oberflächlich zu sein.

1925 war sie für ein halbes Jahr depressiv verstimmt. Sie sei damals schwermütig gewesen, habe nichts mehr schaffen können, habe den Appetit verloren, nicht mehr geschlafen, habe ganze Nächte durch geweint und viel gebetet. Um ihre Hauswirtschaft habe sie sich kaum mehr gekümmert, habe viel gejammert, sei sichtlich sehr traurig gewesen. Nach einem halben Jahr schwand dieser Zustand wieder völlig, sie war wieder wie vorher.

Seit Anfang Juli 1928 wurde sie zu Hause aufgeregter, Sie sprach immer mehr, lachte mehr, war ungemein lebhaft und lustig, den ganzen Tag habe sie singen können. Sie sei sichtlich sehr übermütig gewesen, sei immer sehr spät ins Bett, frühmorgens wieder auf, habe dauernd Scherze gemacht. Schließlich schickte sie der Hausarzt in die Klinik.

M. wurde hier vom 18. 8. — 30. 8. 28 behandelt. Bei der Aufnahme machte sie einen rein manischen Eindruck. Im Äußeren war sie schlampig, unordentlich, war ungemein geschwätzig, lustig, sang ununterbrochen auf der Abteilung, sang während der einzelnen Unterhaltungen mit lauter grölender Stimme Schlager, hatte dauernd etwas zu erzählen, war gestikulatorisch sehr lebhaft, erzählte von sich und ihren Familienangelegenheiten spontan, uferlos alle möglichen Einzelheiten. Dabei gab sie zwischendurch, kurzdauernd fixiert, stets verblüffend geordnete Antworten, aus denen einwandfrei hervorging, daß von irgendeiner Intelligenzstörung nicht im geringsten die Rede sein konnte.

Die körperliche Untersuchung ergab: Kräftig, untersetzt gebaute Frau. 2. Aortenton klingend, akzentuiert, Aorta verbreitert. Die Pupillen waren gleich weit und rund; Lichtreaktion sehr träge und wenig ausgiebig, Konvergenzreaktion erhalten. Sonst fand sich neurologisch nichts. Die WaR. im Blutserum fiel positiv aus, ebenso im Liquor bei 0,1 (Lumbalpunktion). Nonne positiv. Eiweiß nach Nissl $2\frac{1}{2}$ Teilstr. Zellbefund: 40 Zellen. Goldsol- und Mastixreaktion ergaben typische Paralysekurven. Sprachstörung bestand nicht.

In den letzten Tagen ihres Aufenthaltes hier veränderte sich die Pat. Sie wurde immer hemmungsloser, dabei affektiv unausgeglichener. Sie weinte, schimpfte, lachte, dauernd haltlos von einem Affekt in den anderen fallend. Ihr ganzes Verhalten verlor den Zug lustiger Spritzigkeit, wurde gröber und plumper. Intelligenzdefekte ließen sich objektiv nicht herausstellen, da sie zu einer Prüfung nicht fixierbar genug war.

Die Patientin wurde von ihrem Mann trotz dringenden Abratens abgeholt. Weitere Nachrichten waren über sie nicht zu erhalten.

Der folgende Fall ist aber unseres Erachtens als besondere organische (exogene) Reaktionsform aufzufassen, ohne daß in ihm noch nach Beziehungen zum manisch-depressiven Irresein zu suchen ist. Wie bei den Depressiven schon erörtert wurde, stellt unserer Meinung nach unter Umständen auch das manische Syndrom eine Reaktionsform dar, die nicht mit der manisch-depressiven Anlage zusammenfällt. Der Fall stellt einen Übergang dar zu den Enthemmten und dem organischen Syndrom.

Fall 15, E. F., geb. 1. 2. 94.

E. stammt aus gesunder gebildeter Familie. Als Kind war er leicht erregt und etwas ängstlich. Er besuchte das Gymnasium und machte mühelos ein gutes Abitur. Bei Kriegsausbruch trat er als Freiwilliger ein und war während des ganzen Krieges draußen, das letzte Jahr als Flieger. Nach der Kriegszeit machte er eine kaufmännische Lehrzeit durch und war mehrere Jahre bei einer großen Firma als Korrespondent in Stellung. Ein Jahr arbeitete er dann in der väterlichen Fabrik, übernahm darauf aber einen Vertreterposten, der sehr gute Aussichten bot.

Die Mutter schildert ihn als sehr aktiv und intelligent. E. habe immer sehr viel Interesse für das Geschäft gezeigt, dem er seine Kräfte widmete. Er habe im allgemeinen etwas zurückgezogen gelebt und auf viel gesellschaftlichen Verkehr keinen großen Wert gelegt. Im allgemeinen habe er als sehr kritisch und skeptisch gegolten. Er sei immer sehr leicht verletzt und in seiner Eigenliebe sehr empfindlich gewesen.

Seit 4 Wochen habe man eine Veränderung bei E. wahrgenommen. Er habe über Kopfweh und Schwere in den Gliedern geklagt und sei dabei immer aufgeregter und reizbarer geworden. Er habe sich immer mehr gehen lassen in seinen Ausdrücken und in den letzten Tagen sei er geradezu gemein gewesen in den Worten, die er in den Mund genommen habe sogar gegen seine Mutter, an der er sonst immer sehr gehangen hatte, und die er stets ausgesucht liebevoll behandelt hatte. Er habe plötzlich heiraten wollen und sei von diesem Gedanken gar nicht abzubringen gewesen. Er begann davon zu reden, daß er eine Weltreise machen wolle. In den letzten 2 Tagen fuhr er dauernd im Auto sinnlos herum, trank mehr und lud allerlei Leute zum Mittrinken ein.

E. wurde hier vom 20. 3. 27 bis zum 19. 5. 27 behandelt.

Bei der Aufnahme gar E. ausgesprochen großspurig, sehr geschwätzig, dabei blasiert überheblich und aufgeblasen. Seine Stimmungslage war deutlich euphorisch. Seine Vorgeschichte brachte er nur sehr schwierig zusammen. Die Einordnung der Lebensereignisse in die Zeitordnung fiel ihm sehr schwer. Er zeigte deutlich die Tendenz immer „von vorne" anzufangen, um dann Ereignis nach Ereignis aneinander reihen zu können. Zwischendurch kam er mit plumpen Größenideen, die mehr als Schwindeleien wirkten, so z. B. daß er Dr. phil. sei; daß er sehr viel Geld verdient habe; daß er sich ein Auto gekauft habe usw. Diese Angaben korrigierte er aber darauf hingewiesen sofort und ohne alle Umstände. Dabei lachte er hemmungslos und expansiv los. Wenn man seine Angaben aber Lügen nannte, wurde er grob ausfallend, gereizt und schimpfte in einer geradezu wüsten Tonart los. Alle

Geschichten, die er erzählte, brachte er mehrmals vor, auch wiederholte er dauernd seine Redewendungen. Differentere Intelligenzprüfungen wies er ab als Kindereien. Als er einmal zum Rechnen zu bringen war, blieb er bei Teilkomplexen der Aufgabe hängen, ohne zum Schluß kommen zu können. Spontan redete er lediglich von sich selbst, sich dabei besonders gern seiner Erfolge bei Frauen rühmend.

Der körperliche Befund ergab: Tremor der Hände. Deutliche Sprachstörung. Alle Reflexe lebhaft. Pupillen: außer Lichtstarre nichts Besonderes. WaR. im Blut pos. Ebenfalls im Liquor bei 0,2. Nonne pos. Eiweiß nach Nissl 4 Teilstriche. Zellzahl: 47.

E. wurde hier einer Malariabehandlung unterzogen, die er sehr gut überstand. Ab 1. 5. erhielt er Chinin.

Während der Kur war E. immer geordnet. Er wurde ruhiger, behielt aber eine Neigung zu unkonzisem weitschweifigen Geschwätz. Affektiv zeigte er eine erhebliche Abgesunkenheit, wirkte wie entleert, indifferent. In seinem Geschwätz war er kaum unterbrechbar, so daß er zu differenteren Untersuchungen überhaupt nicht heranzuziehen war.

E. wurde von hier in eine Anstalt überführt, wo er noch bis um Ende August verblieb. Dann nahm man ihn wieder nach Hause.

Nach einer Auskunft vom Febr. 28 ist er im väterlichen Geschäft tätig, wird jedoch nur mit einfacheren Arbeiten beschäftigt und leistet nicht im entferntesten etwa seine früheren Aufgaben. Er ist sehr lenkbar, dabei still und recht apathisch. Irgendwelche Interessen hat er nicht mehr. Ab und zu ist er unmotiviert gereizt.

Dieser Fall hat mit den Enthemmten die Tempoveränderung, die Abfuhr- und Ausdruckserleichterung gemeinsam, mit den echten hypomanischen die euphorische Grundstimmung. Jedoch fehlen alle Züge echter Produktivität, gesteigerter Leistungsfähigkeit, alles Bewegliche, Spritzige, wie sie Hypomanien eigen sind. Das Ganze macht doch einen grob organischen, d. h. plumpen, ja brutalen Eindruck. Es sind dies Nuancen, die schwer schilderbar sind, die aber doch am Patienten selbst, in seiner Erscheinungsform unmittelbar faßbar und dem Beobachter einsichtig sind.

Der folgende Fall neigt noch mehr zur Seite rein organischer Persönlichkeitsveränderung hin.

Fall 16. W. H., geb. 22. 3. 79.

W. stammt aus gesunder, sehr gebildeter Familie. Aus seiner Kinderzeit ist nichts Besonderes zu berichten. Er besuchte ein Gymnasium mit gutem Erfolg und machte dann eine kaufmännische Lehrzeit durch. Später übernahm er größere Vertretungen. Seit 1909 ist er verheiratet. Die Frau machte eine Fehlgeburt durch. Sonst entsprossen aus der Ehe noch 2 gesunde Kinder. Während des Krieges war er 3 Jahre an der Front ohne besondere Ereignisse.

1916 infizierte er sich und machte eine Schmierkur durch. Um dieselbe Zeit infizierte er seine Frau, die sich ebenfalls behandeln ließ. 1919 und 1924 wiederholte er die Kuren und erhielt auch Salvarsan. Die WaR. im Blut fiel daraufhin beide Male neg. aus, nachdem sie vorher pos. gewesen war.

Seit Ende 24 merkte die Frau eine zunehmende Veränderung bei W. Er wurde nörglerisch und eigenartig pedantisch im Geschäft. Er kümmerte sich um alle möglichen Kleinigkeiten, wobei aber andererseits deutlich wurde, daß er immer mehr den Überblick verlor. Er machte falsche Angaben, wurde dann wütend, wenn sie nicht ausgeführt waren, und brachte alles durcheinander, da er sich dauernd widersprach und alle Augenblicke eine andere Idee hatte. Er wurde reizbarer und sexuell völlig hemmungslos. Dabei war er im allgemeinen lustiger, aber von einer eigenartigen Lustigkeit, die nicht echt wirkte. Er kaufte allerlei unsinniges Zeug ein, einen Haufen Spielsachen für die Kinder, Kleider usw.

W. wurde hier vom 4. 4. — 14. 7. 25 behandelt.

Er war sehr vergnügt, fühlte sich „sauwohl“, redete sehr viel, war nur sehr schwer fixierbar und in seinem Geschwätz unterbrechbar. Die Daten seines Lebens hatte er nur sehr ungenau zur Verfügung, alles warf er sinnlos durcheinander. Auf Widersprüche hingewiesen, wehrte er lachend mit großartiger Gebärde ab. Drang man in ihn, wurde er grob und gereizt. Bald aber war er wieder vergnügt euphorisch. Er brachte leichte plumpe Größenideen vor, so z. B. daß er bei der Garde gedient habe (ein Bruder!); daß er Fliegeroffizier gewesen sei (ein Bruder der Frau!). Kleine Geschichten vermochte er noch zu reproduzieren. Beim Rechnen mit zweistelligen Zahlen versagte er vollkommen und verwirrte sich förmlich in Zahlenschlangen. Er vermochte nicht zwei Leistungen nebeneinander auszuführen z. B. aus einem großen Bilderpacken zwei bestimmte Sorten herauszusuchen. Eine kleine Geschichte aus 5 Bildern sinnvoll zusammenzulegen war ihm nicht möglich, ebensowenig vermochte er eine aus 5 Stäbchen gelegte Figur zu wiederholen.

Körperlicher Befund: Schlaffes Gesicht: Deutliche Sprachstörung. Außer Lichtstarre der Pupillen nichts Wesentliches.

WaR. im Blut pos., ebenfalls im Liquor. Nonne pos. Eiweiß nach Nissl 4 Teilstriche. Zellzahl 44.

W. wurde hier einer *Recurrensbehandlung* unterzogen. Während der Kur war er sehr schwierig. Zeitweilig drängte er sinnlos hinaus und drohte mit gerichtlicher Verfolgung. Dabei war sein affektives Verhalten ausgesprochen labil, schwankend zwischen Euphroie und Gereiztheit.

Bei der Entlassung war er heiter geschwätzig ohne die geringste Kritik für sich selbst. Soweit die Prüfungen reichen konnten, waren seine Intelligenzleistungen gut.

Im Oktober 26 bot er dasselbe Bild. Er betätigt sich zwar wieder als Reisender, doch müssen seine Angehörigen dauernd auf ihn aufpassen und ihn dauernd nachkontrollieren, da er immer wieder den Überblick verliert und immer in der Gefahr steht, irgendwelche geschäftlichen Dummheiten zu machen, so daß er für die Familie eine Quelle dauernder Aufregungen bietet. Er selber hat keinerlei Kritik für sich selbst und nimmt alles nicht sehr ernst. Er ist im allgemeinen recht vergnügt, von einer geschwätzigen Gesprächigkeit, wobei es ihm meist ganz gleichgültig ist, ob ihm jemand wirklich zuhört oder nicht. Zu Hause ist er unbekümmert, nimmt an den Sorgen nicht viel Anteil und hat kein rechtes Gefühl mehr für das Ergehen seiner Angehörigen. Jede echtere Anteilnahme läßt er völlig vermissen.

Die Sprachstörung ist bis auf geringste Spuren verschwunden.

9. Das organische Syndrom.

Es ist ein sehr komplexes Bild, das wir unter dem Namen „organisches Syndrom“ einführen. Diese Bezeichnung soll nicht etwa besagen, daß die übrigen Typen als weniger organisch im Sinne der Verursachung gelten könnten. Insofern machen wir uns mit der Namengebung, bei der doch das Organische noch ausdrücklich betont wird, einer Tautologie schuldig. Gemeint sind aber hier diejenigen Fälle, die im Strukturaufbau ihrer psychopathologischen Bilder ungemein reichhaltig und zwar differenzierter und klarer als die übrigen Typen Züge organischer Persönlichkeitsveränderungen zeigen, wie sie als charakteristisch von anderen Krankheitsbildern her — Hirntumoren, Epilepsie, Hirnschüssen — bekannt sind. Es ist also nicht die Ursache, die mit dem Beiwort organisch gemeint ist, sondern es ist die Struktur des Bildes selbst. Man braucht keinen langen begrifflichen Streit zu entfachen, was man nun etwa an psychologischen Zügen in einem bestimmten Krankheitsbilde organisch nennen könne. Es erscheint auch überflüssig und die Darstellung belastend, darüber zu diskutieren, ob es nicht etwa bei Prozeßpsychosen von der Art der Schizophrenie bestimmte Änderungen seelischen Lebens gebe, die hier durchaus vergleichbar wären. Wir berufen uns lediglich darauf, daß der Kliniker das Wort organisch gern und immer wieder bei ganz bestimmten Abwandlungen seelischen Verhaltens und seelischer Ablaufsformen gebraucht. Heute hat dieser Sprachgebrauch um so mehr Berechtigung, als unsere Erkenntnisse gerade auf dem Gebiet der organischen Persönlichkeitsveränderungen durch die neuere Aphasieforschung und das Studium der psychischen Veränderungen der Hirnverletzten sehr bereichert worden sind. Eine der wesentlichsten Einsichten, die diese Forschungen gezeitigt haben, ist die Erkenntnis, daß man beim organisch Geschädigten immer irgendwelche Gesamtzustands- und Reaktionsveränderungen der Persönlichkeit vor sich hat. Im allgemeinen bedeutet diese Veränderung zwar eine „Vereinfachung", „Niveausenkung" (Stertz), aber immer noch ist der Geschädigte eine Persönlichkeit, d. h. ein geschlossenes, sinnvoll geordnetes und reagierendes Ganzes, dessen Strukturaufbau prinzipiell einsichtig zu machen ist. Dieser Standpunkt fällt durchaus nicht damit, ob man die Rückführung auf eine Grundstörung im Einzelfall für möglich hält oder nicht. Für unsere Schilderung liegen die Dinge hier sehr viel schwieriger als bei Hirnverletzten, weil man keine fokal Gestörten vor sich hat, sondern Patienten, bei denen mit größeren Allgemeinschädigungen des Gehirns zu rechnen ist. Dazu ist der Sitz der Störungen rein anatomisch immer relativ unklar. Weiterhin ist der Prozeß ein progredienter, die Patienten verändern sich dauernd. Man hat also nicht etwa „Endzustände" vor sich, bei denen Persönlichkeit und gesetzter Defekt sich wieder ausgeglichen haben und wieder ein relativ leicht klarzumachendes, sinnvolles Ganzes bilden. Um das Syndrom einzuführen, geben wir zunächst einige Beispiele.

Fall 17. A. A., geb. 15. 6. 1886.

A. ist ein uneheliches Kind. Er wuchs bei einer Tante auf. Irgendwelche Besonderheiten sind weder aus der Familiengeschichte noch aus seiner eigenen Vorgeschichte festzustellen. Er lernte auf der Schule gut, machte nach der Schulentlassung eine Lehrzeit als Schlosser durch. Er arbeitete bei verschiedenen Firmen, immer in Süddeutschland. 1913 heiratete er zum ersten Male, eine Frau, die 6 Jahre älter war als er. Die Ehe wurde aber wieder geschieden, da sie beide — wie er sagte — nicht miteinander hätten auskommen können. Die Frau sei sehr herrschsüchtig gewesen; er war von jeher etwas jähzornig und erregbar, so daß es dauernd zu Konflikten gekommen sei. Die Ehe wurde mit seiner Schuld geschieden, da er der Frau untreu geworden war.

Von 1914—1918 war er im Felde und wurde mehrfach nur leicht und unbedeutend verwundet.

Nach dem Kriege fand er Beschäftigung bei der Eisenbahn in einer Werkstätte, wo er bis 1924 blieb. Dann eröffnete er eine eigene Schlosserwerkstätte, die sehr gut ging. Er hatte viel zu tun, beschäftigte zweitweilig 2—3 Gehilfen. Er betätigte sich auch viel nebenher, bastelte allerlei und erhielt auch im Jahre 1927 noch ein Patent auf eine Schuhsohlenpresse. Er stellte seine Werkstatt im Laufe des Jahres 1927 ganz auf deren Fabrikation um. Das Geschäft ließ sich auch sehr gut an.

Seit 1922 ist er zum zweiten Male verheiratet. Die Frau war Witwe und brachte 3 Kinder mit in die Ehe. Vom Patienten selbst stammen keine Kinder.

Die Frau schildert A. als einen im allgemeinen sehr lebhaften, aktiven, unternehmungslustigen Menschen, der lediglich Interesse für seine Arbeit hatte, sich um sonstige Dinge wie z. B. Politik nicht kümmerte. Er konnte fast Tag und Nacht in seiner Werkstatt stehen und basteln. Wenn er etwas gefunden hatte, freute er sich ausgesprochen darüber. Er war immer erregbar, auch leicht zornig, ohne dann aber besonders ausfallend zu werden. Frauen sah er gern, so daß die Ehefrau bezweifelt, daß er es mit der ehelichen Treue immer so genau genommen habe. Zu den Kindern war er immer sehr gut und habe auch ihr jeden Wunsch getan, den er ihr von den Augen ablesen konnte.

Luetische Infektion im Jahre 1918. Damals im Lazarett nur einmal mit einer Schmierkur behandelt, dann später nie mehr.

Seit Januar 1928 klagte A. vor allen Dingen nachts über heftige Kopfschmerzen, die Ende Januar wieder aussetzten, dann aber im Februar erneut und noch heftiger wiederkehrten. Gleichzeitig klagte er darüber, daß er so müde sei, daß er mit der Arbeit nicht mehr mitkomme, daß alles viel langsamer gehe. Die Gedanken seien nicht mehr so wie früher.

Die Frau merkte, daß er aufgeregter war, schneller und hastiger sprach, wobei die Sprache selbst aber deutlich gestört gewesen sei. Er habe oft gestottert, und auch der Klang der Stimme sei nicht mehr wie früher gewesen. In den letzten Tagen zu Hause sei er sehr unruhig gewesen, teilweise auch ängstlich, habe viel geredet, ohne daß man recht wußte, worauf das, was er redete, hinauslief. Beim Aufzeichnen von Entwürfen oder bei der Arbeitsangabe für seine Gehilfen sei ihm alles durcheinander gekommen. Er habe verschiedentlich Dinge verkehrt aufgezeichnet. Dabei aber sei er nicht eigentlich verwirrt und durcheinander gewesen.

A. wurde hier vom 7. 5. 1928 bis zum 28. 7. 1928 behandelt. Bei der Aufnahme war er in einer leicht getriebenen Unruhe, redete in nur schwer zu unterbrechendem Wortschwall auf den Arzt ein. Sobald man ihn einmal zum Reden gebracht hatte, war er nur sehr schwer wieder abzubremsen. Dabei drehte sich das Gespräch, wenn man ihn spontan reden ließ, fast ständig nur um seine Krankheit, daß er Kopfschmerzen habe, daß er sich erholen müsse, daß er mit der Arbeit nicht mehr mitkomme. Dann wieder, daß er zu Hause doch sehr nötig sei und seinen Betrieb aufrechterhalten müsse, daß er unbedingt nach Hause wolle. Auf andere Unterhaltungen, die außerhalb seiner Arbeitssphäre lagen, war er nur außerordentlich schwer hinzulenken. Bei den Gesprächen über sein Geschäft verwirrte er sich immer wieder. Wenn er z. B. seine Erfindung auseinandersetzen sollte, machte er immer wieder Ansätze, dem Untersucher diese Angelegenheit auf verschiedene Weisen klarzumachen, blieb jedoch ständig stecken, ohne den Gesamtaufbau der kleinen Maschine klar entwickeln zu können. Er überhastete sich dann auch, wurde ungeduldig, fragte immer wieder, ob man nun Bescheid wisse und kam schließlich stets darauf hinaus, das Ganze diene dazu, Sohlen in einer bestimmten Art zu pressen, das müsse man doch nun verstanden haben. Auch sonst erwies sich diese Unfähigkeit, einen komplizierteren Komplex zu übersehen und sinnvoll mehrere Teilglieder zu einer Gesamtheit zusammenzufassen. So war er unfähig, eine aus 5 Bildern bestehende kleine Geschichte richtig zusammenzusetzen. Es war ihm auch unmöglich, in einer Figur, die aus 2 sich schneidenden Vierecken umrahmt von einem Kreis bestand, nun einen bestimmten Punkt, z. B. einen Punkt, in dem die beiden Vierecke und die Kreislinie sich schnitten, zu zeigen. Auch ein Dreieck, das in 4 Teile zerschnitten war, zusammenzusetzen, brachte er nicht fertig. Er probierte dann einfach sinnlos, die Einzelflächen aneinander zu legen und war unfähig, die Teilstücke vor sich hinzulegen und sich etwa über ihre mögliche Zusammensetzung aus dem Anblick allein klar zu werden. Ebenso wenig vermochte er dem Vorgang kleiner vorerzählter Fabeln zu folgen und daraus die Nutzanwendung zu ziehen, während er die mechanische Reproduktion kleinerer Erzählungen noch recht gut leistete. Auch beim Arbeiten mit kleinen Stäbchen zeigte es sich, daß er kleine Figuren, die aus 3, 4 Stäbchen gelegt waren, nach ihrer Zerstörung noch reproduzieren konnte, während er schon mit 5—6 Stäbchen nicht mehr zurechtkam. Die Darstellung seiner Vorgeschichte machte ihm insofern große Schwierigkeiten, als es ihm unmöglich war, die hauptsächlichen Ereignisse seiner Lebensgeschichte hintereinander aufzureihen und zeitlich zu ordnen. Lediglich einige bedeutsamere Ereignisse, wie der Krieg, seine erste Heirat, seine zweite Heirat, die Eröffnung seines eigenen Geschäfts hoben sich für ihn unmittelbar heraus. An diesen Zentralpunkten versuchte er dann mühsam eine Orientierung zur Unterbringung der übrigen Lebensereignisse. So versuchte er z. B. vom Datum seiner ersten Heirat aus zurückzurechnen, um die zeitliche Einordnung für seine Lehrzeit zu finden. Auffällig war, wie hastig und ungehemmt A. immer war. Bei allen Untersuchungen und aufgetragenen Leistungen konnte er nur mühsam bei der Sache gehalten werden, da er sehr schnell ungeduldig wurde und zumal, wenn er versagte, zwischen fast wütender Erregung und hemmungslosem, depressivem Weinen hin und her schwankte.

Körperlicher Befund: Großer, athletischer Mann, reduzierter Ernährungszustand. Achillessehnenrefl. fehlen, sonst reflexolog. o. B. Tremor der Hände, Romberg leicht pos. Pupillen außer träger Lichtreaktion o. B. Spur Nystagmus beim Blick nach lks. WaR. im Serum pos. Liquor: WaR. pos. Nonne pos. Eiweiß nach Nissl 3 Teilstriche. Zellzahl: $7^{8}/_{3}$. Goldsol- und Mastixkurve typisch paralytisch.

A. wurde hier einer Malariabehandlung unterzogen. Nach 9 Fieberanstiegen erhielt er vom 17. 6. 1928 ab Chinin.

Während der Fieberbehandlung kamen die affektiven Störungen des A. noch viel deutlicher heraus. Zeitweilig war er besonders während der Temperaturanstiege selbst sehr ängstlich. Vorherrschend bestand aber eine Neigung zu hemmungslosem, fast heulendem Weinen. Beim 6. Temperaturanstieg halluzinierte er zweifellos. Er fuhr plötzlich auf und rief, seine Frau komme nieder, sie habe ein Kind von einem anderen. Er meinte, daß seine Frau mit einem anderen Mann zusammen sei. Diese Eifersuchtsideen hielt er noch bis 3 Tage nach der ersten Chiningabe fest, geriet dabei, sobald man diesen Komplex berührte, in hemmungsloses, verzweifeltes Weinen. Er korrigierte sie dann aber später und meinte, er wisse selbst nicht, wie er auf diese Ideen gekommen sei.

Die Behandlung selbst vertrug A. nur sehr schlecht. Er kam körperlich dabei sehr weit herunter und erholte sich nur sehr langsam. Zur Zeit seiner Entlassung war er bedeutend ruhiger geworden, begann sich wohler und frischer zu fühlen und unterzog sich allen von ihm verlangten Leistungen sehr willig und ohne die geringsten Schwierigkeiten. Er war im allgemeinen stark verlangsamt, brauchte sehr viel Zeit bei den einzelnen Aufgaben, gab sich aber große Mühe, wobei deutlich war, daß er sehr schnell ermüdete. Auffällig war noch eine Neigung zu Aufzählerei, die hie und da herauskam. Z. B. in einem Brief, den er schrieb, begann er mehrfach hintereinander Sätze mit „Liebe Mama, schicke mir . . .“, um dann einige Gegenstände, aber immer andere, aufzuzählen. Er zeigte eine Neigung zu unkonzisem Erzählen. So brachte er gern allerlei Kriegserlebnisse, Erlebnisse aus der Werkstatt, aus seiner früheren Ehe vor, ohne sie sinnvoll miteinander zu verbinden. Zwar löste er jetzt alle ihm vorher unmöglichen Aufgaben korrekt, gab sich aber dabei sehr umständlich und sehr schwerfällig. Von der früheren, seiner Persönlichkeit eigenen Aktivität und Produktivität war nichts mehr zu merken.

Bei einer Nachuntersuchung am 3. 12. 1928 ergab sich: Nach der Schilderung seiner Frau hatte A. noch einige Wochen, ohne sich um etwas zu kümmern, zu Hause gesessen, war nur spazierengegangen und hatte sich erholt. Auch um die Kinder bekümmerte er sich zunächst gar nicht, sondern habe sie lediglich als Belastung, als störende Momente empfunden. Dann hatte er sich langsam, vor allen Dingen angetrieben durch die sehr aktive Frau, wieder etwas in die Arbeit hineingefunden und allmählich auch wieder begonnen, Aufträge zu übernehmen. Einfache Schlosserarbeiten lieferte er gut und korrekt. Jedoch zeigte er in keiner Weise mehr die frühere Neigung zum Basteln und zur Ausarbeitung kleiner Erfindungen. Seiner Stimmungslage nach sei er im allgemeinen gleichgültig, indolent und gar nicht mehr so lebhaft und lustig wie früher. Er tue zwar alles, was man ihm sage, jedoch müsse man dauernd hinter ihm her sein, denn von selber kümmere er sich kaum um irgend etwas, weder im Haushalt noch in der Werkstatt. Zu den Kindern sei er jetzt viel netter und spiele auch ab und zu mit ihnen.

A. selbst machte einen leicht euphorischen, dabei aber indolenten, apathischen Eindruck. Er erinnerte sich an die Zeit seiner Behandlung bis in alle Einzelheiten recht genau. Wie bei der Entlassung leistete er alle Aufgaben, wie Reproduktionen von Fabeln, Geschichten, Rechnen, Bilddeutungen und dergleichen recht gut, war aber noch ebenso langsam und umständlich dabei. Auch war ersichtlich, daß es nur der Zwang der Untersuchungssituation war, der ihn einiges Interesse an diesen Aufgaben gewinnen ließ. Seine Vorgeschichte hatte er auch beim Durcheinanderfragen recht gut zur Verfügung. Er selbst fühlte sich wohl, hatte keine besonderen Klagen. Es fehlte ihm auch jedwedes Gefühl dafür, wie weitgehend er gegenüber früher verändert war.

Fall 18. K. H., geb. 6. 12. 1892.

Sie stammt aus gesunder Familie. Einer ihrer Brüder gilt als sehr lustiger, sehr lebhafter Mensch. Sie selbst war immer ein vergnügtes, geselliges, sehr lenkbares Kind, lernte auf der Schule sehr leicht. Später war sie dann in Stellungen als Dienstmädchen, wo sie sehr pflichttreu war. Mit 23 Jahren heiratete sie. Die Ehe war zunächst sehr gut, nur in den letzten Jahren verschlechterte sie sich, da der Mann mit einer Nichte von ihr zusammen lebte. Sie machte keine Fehlgeburten durch. Eine Tochter ist gesund. Sie trennte sich im Juli 1926 von ihrem Mann und ging wieder in Stellung. Dort fiel seit August 1927 auf, daß sie sich veränderte. Sie begann zu jammern und zu klagen, sprach sehr viel und oft von ihrem Mann, überschüttete ihn mit Vorwürfen. Dabei war sie eigentlich schüchtern und ängstlich, traute sich kaum mehr unter die Leute. Da sich ihr Zustand nicht besserte, sie auch in der Arbeit nachließ, über schwere Ermüdbarkeit klagte, über schlechten Schlaf und Kopfschmerzen, wurde sie am *15. 11. 1927 in die hiesige Klinik* eingeliefert und *bis zum 1. 5. 1928 behandelt.*

Sie war jammernd, weinerlich, depressiv. Immer wieder kam sie auf ihren Mann und dessen Zusammenleben mit ihrer Nichte zurück. Sie äußerte selbst, daß sie diese Gedanken dauernd habe und die Vorstellung davon, daß ihr Mann mit der anderen in ihrem Bett liege, nicht aus dem Kopf bekomme. Wenn man etwas energisch mit ihr sprach, fuhr sie ängstlich zurück und verstummte schüchtern. Nahm man sie ruhig, so war sie sehr zugänglich, dabei weitschweifig und umständlich in all ihren Angaben. Alles erzählte sie pedantisch bis in alle Einzelheiten, ohne Sinn für das Wesentliche. Sie klebte am Wort bei allen Fragen und auch z. B., wenn man Erklärungen von Sprichwörtern von ihr verlangte. In eigenartigem Egozentrismus knüpfte sie bei allen nur möglichen Gelegenheiten an eigene Erlebnisse an, wobei sie dann kleine Szenen gewöhnlich bis ins Endlose ausspann. Bei Umstellung auf andere Themata zeigte sie deutlich perseveratorische Tendenzen. Jeglicher Sinn für das Wesentliche fehlte ihr vollkommen. Bei allen kleinen Szenen, von denen sie erzählte, gab sie minutiöse Details. Wenn sie spontan erzählte, geriet sie in ein reihenhaftes Aufzählen von allerlei Ereignissen ihres Lebens, die sie ohne Sinnverbindung nacheinander vorbrachte. Während über Zeitereignisse kaum etwas von ihr zu erfahren war, waren alle Begebnisse ihres eigenen Lebensraumes eigenartig gut ausgespart. Sie hatte in Bezug darauf alle Daten und Einzelheiten sehr gut zur Verfügung.

Körperlicher Befund: Pupillen gleich weit, lichtstarr, Konvergenzreaktion links schlechter als rechts. Im Reflexsystem ergab sich eine Steigerung der Reflexe an den Beinen. Hie und da war auch der Gordonsche Reflex links auslösbar. In den Händen deutlicher Tremor. Die Wassermannsche Reaktion im Blut fiel positiv aus, ebenfalls im Liquor bei 0,2 (Lumbalpunktion). Ammonsulfatreaktion: positiv. Eiweiß nach Nissl: 2 Teilstriche. Zellbefund: 24.

K. wurde hier einer Recurrensbehandlung unterzogen. Nach 5 Anstiegen setzte das Fieber vom 26. 2. 1928 ab spontan aus. Während der Beobachtungszeit veränderte sie sich. Sie war affektiv völlig unbeherrscht und sehr explosibel und unverträglich. Deutlich war auch, daß ihr Niveau sich immer mehr senkte. Sie war allmählich von ihrem Geschwätz über ihren Mann und dessen Verhältnis zu einer anderen Frau kaum ablenkbar. In leerer, ewig perseverierender Weise konnte sie sich darüber stundenlang in Schimpfereien ergehen. Direkten Prüfungen gegenüber wurde sie unzugänglicher und abweisender. Es stellte sich dann auch immer deutlicher heraus, daß sie auch die Begebnisse ihrer eigenen Lebenszeit nicht mehr zur Verfügung hatte, alle Daten durcheinander warf. In all ihren Leistungen war sie ganz erheblich zurückgegangen. Sinnerfassung, selbst einfacher Bilder, war nicht mehr möglich. Selbst beim Rechnen mit einstelligen Zahlen versagte sie häufig. Sie wurde von hier aus in eine Heil- und Pflegeanstalt überführt, wo sie sich jetzt noch befindet und im Laufe der Monate immer mehr zurückgegangen ist. Die Reizbarkeit hat sich gelegt. Sie ist heute eine völlig demente, stumpfe, euphorische Paralyse.

Fall 19. M. F., geb. 11. 11. 1875.

Der Vater des M. trank erheblich, erreichte jedoch ein hohes Alter. Auch ein Bruder des M. soll ein starker Trinker gewesen sein, soll sich jedoch in seinem sonstigen sozialen Verhalten nicht auffällig benommen haben. Aus der frühen Kindheit des M. ist nichts Besonderes zu berichten. Er war ein mittlerer Schüler, trat nach der Schulentlassung als Lehrling in eine Bierbrauerei ein und machte auch seine Gesellenprüfung als Brauer. Vom 20. bis 22. Lebensjahr diente er aktiv, nahm dann nach der Militärzeit seine Beschäftigung als Bierbrauer wieder auf. Bei Kriegsbeginn wurde er eingezogen. Nach 2 Jahren wurde er reklamiert und war in einer Maschinenfabrik tätig, wo er bis 1926 blieb.

Seit 1905 ist er verheiratet und hat 2 gesunde Kinder. Fehlgeburten machte die Frau nicht durch.

Seit seiner Lehrzeit trank M. erheblich, zeitweilig bis zu 12 Liter Bier am Tag. Er galt stets als jähzornig und erregbar. Besonders im betrunkenen Zustand schlug er öfters die Frau, war überhaupt, wenn er getrunken hatte, sehr unverträglich und ungemein reizbar.

Von einer luetischen Infektion will er nichts wissen, gab aber zu, öfter auch außerehelichen Verkehr gehabt zu haben.

Im Oktober 1927 klagte er viel über Kopfschmerzen und Schwergefühl in den Gliedern. Er wurde stiller, war hier und da auch leicht depressiv, verstimmt. Am 30. 10. 1927 setzte dann ein Anfall ein, nachdem er einige Tage vorher schon über Schwindelgefühl geklagt hatte. Er stürzte plötzlich hin, war vollkommen bewußtlos, die Glieder zuckten. Nachher kam er aber wieder zu sich, sprach jedoch sehr schlecht, war einige Tage verwirrt. Er urinierte in die Stube, lief nachts weg, sprach wirres Zeug. Er wurde dann wieder klar und war völlig geordnet. doch fiel der Frau auf, daß er sehr vergeßlich war. Er sei auch lustiger gewesen als sonst, habe viel und gern gesprochen, aber alles sei so zusammenhanglos gewesen. Seine Arbeit nahm er nach dem Anfall nicht wieder auf. Um die Weihnachtstage kümmerte er sich zu Hause gar nicht, beteiligte sich an der Geschenkebesorgung usw. überhaupt nicht und zeigte auch keinerlei Interesse dafür. Er habe lediglich von sich geschwätzt, habe allerlei Geschichten aus der Militärzeit und seiner früheren Lebenszeit erzählt, ohne sich darum zu kümmern, ob sie jemand hören wollte oder nicht.

M. wurde hier vom 26. 1. — 28. 5. 1928 behandelt. Bei der Aufnahme war er völlig geordnet, deutlich euphorisch, zeigte einen eigenartigen Zug von Anlehnungsbedürftigkeit und Weichheit. Er gab zu, daß das Denken ihm reichlich schwerfalle. Er redete sehr gern und viel. Dabei verlor er ständig das Thema, sprach ziellos und weitschweifig ausschließlich von sich und seinem Leben, wobei er ohne strengere Sinnverbindung ein kleines Geschichtchen an das andere reihte. Seine Vorgeschichte hatte er zwar an sich präsent, jedoch warf er beim geringsten Durcheinanderfragen die Daten sämtlich durcheinander. Er gab, wenn man ihn dauernd fixierte und beim Thema hielt, gute Antwort und reihte alle Ereignisse seines Lebens richtig auf, fand dabei auch ohne weiteres die richtigen Zeitangaben. Bei seinen Situationsschilderungen fiel auf, daß er alle Einzelheiten pedantisch genau brachte, ohne jeglichen Sinn für das Wesentliche. Er gab seine Erzählungen alle ausgesprochen anschaulich illustrativ, erging sich in einfache bis ins Haarkleine ausgebaute Situationsschilderungen, ohne daß jemals deutlich wurde, zu welchem Zweck oder Sinn er sie vorbrachte. Bei der Leistungsprüfung war er außerordentlich schwer umstellbar, klebte an der vorher gestellten Aufgabe. Wenn man ihn z. B. hatte rechnen lassen und fragte ihn danach nach einer Sprichworterklärung, kam er immer wieder aufs Rechnen zurück. Selbst bei kleinen Fabeln war jegliche Einstellung auf den Sinn der Erzählung vollkommen unmöglich. Ebenso wie er bei sonstigen kleinen Erzählungen, z. B. vom Säcke schleppenden Esel, zwar die Geschichte als solche nacherzählen konnte, ohne aber im mindesten etwas Sinnvolles dabei erblicken zu können. Auch bei einfachen Sprichworten, wie „Morgenstund' hat Gold im Mund" und dergleichen, war es unmöglich, ihn auf den Sinn solcher Sentenzen einzustellen. Deutlich war auch, daß er zwar die Daten seines Lebensraumes, einmal darauf eingestellt und methodisch danach gefragt, zur Verfügung hatte, daß ihm aber auch dabei doch die Einordnung größerer Zeitereignisse, wie die Revolution, Ausbruch des Krieges und dergleichen erheblich schwerfiel. So bedurfte z. B. die Verbindung zwischen dem Datum des Kriegsausbruches und dem Datum seines Wiedereingezogenwerdens zum Militär erst des längeren Nachdenkens. Er hatte keinerlei Krankheitsgefühl und auch keinerlei Krankheitseinsicht.

Der *körperliche Befund* ergab: Athletisch gebauter, sehr kräftiger Mann.

Leichte Facialisparese links. Zunge weicht eine Spur nach rechts ab. Pupillen mittelweit, leicht entrundet, minimale Licht- und Konvergenzreaktion.

Patellarreflexe beiderseits abgeschwächt. Achillessehnenreflexe nicht auslösbar. Spurweise Ataxie in beiden Beinen. Keine faßbaren Sensibilitätsstörungen (jedoch ist M. auf feinere Prüfungen nicht einstellbar).

Die Wassermannsche Reaktion im Blutserum fiel positiv aus, ebenfalls im Liquor bei 1,0 (Lumbalpunktion). Ammonsulfatreaktion stark positiv. Eiweiß nach Nissl: 4 Teilstriche. Zellbefund: 47. Goldsolreaktion: typische Paralysekurve.

M. wurde hier einer Malariabehandlung unterzogen. Nach 9 Fieberanstiegen erhielt er vom 19. 3. 1928 ab Chinin.

Während der Beobachtungszeit war M. an sich immer geordnet, doch klagte er mehrfach darüber, daß er so wildes wirres Zeug träume. Er wisse manchmal selber nicht, ob es wirklich passiert sei oder ob er nur geträumt habe. Nähere Angaben darüber, was er träumte, waren nie von ihm zu erhalten.

Nach der Behandlung erholte sich M. ausgezeichnet. Bei einer längeren Unterhaltung am 3. 5. 1928 hatte er seine Vorgeschichte auch beim Durcheinanderfragen tadellos zur Verfügung, kannte sich bis in alle Einzelheiten aus. Er schilderte dann auch nachträglich, während des Fiebers habe er manchmal dauernd Nummern vor sich gesehen. Es sei wie ein Band gewesen, er sei mit dem Lesen von Zahlen nie zu Ende gekommen. Er hätte dabei weiter gar nichts tun brauchen, sondern habe immer nur Nummern lesen müssen, ohne daß er davon losgekommen sei. Die Zahlen habe er mit offenen Augen vor sich in der Luft gesehen. Bei dieser Unterhaltung war noch auffällig, daß er vom einmal eingeschlagenen Thema nur sehr schwer los kam. Vor allen Dingen beschäftigte ihn seine Verbringung in die Klinik sehr; er kam immer wieder darauf zurück, wie er zunächst in seiner Stadt ins Krankenhaus kam und dann mit dem Sanitätsauto hierher verbracht wurde. Diese Umstände seiner Hierherverbringung, das, was er unterwegs sah usw. erzählte er immer wieder aufs genaueste. Über allgemeine Zeitereignisse, soweit sie ihn angingen, war er auch recht gut orientiert. Bei der Sinnfindung von kleinen Fabeln und der Erklärung von Sprichwörtern war noch deutlich, daß er schwierig auf Abstraktes hinweisbar war. Er blieb dabei leicht bei der Veranschaulichung, Illustration eines Punktes, eines Teilgliedes hängen. Er war auch ausgesprochen wortarm, wie z. B. bei der Erklärung des Sprichwortes „Morgenstund' hat Gold im Mund", „möcht' man viel schaffen" (Not lehrt beten). „Wenn man Unglück hat." (Was ist Dankbarkeit?) „Dann ist man freundlich." Bei der Nacherzählung kleiner Geschichten brauchte er Anstöße, Hilfe durch Fragen, brachte sie dann aber gut zusammen, so z. B. die Geschichte vom Salzsäcke schleppenden Esel: „Der Esel schleppte Salzsäcke, kam über einen Bach, das Salz wurde naß." (Was geschah?) „Es verging." (Und die Säcke?) „Die Säcke waren leer und leicht." (Das nächste Mal?) „Hatte kein Salz darin, war nichts drin, ich glaube, sie waren leer, das Salz hat er wohl aufgeschleckt." (Schwämme!) „Ja, Schwämme waren drin, die wurden schwer und er versoff." Deutlich ist hierbei auch, wie seine Reproduktionsfähigkeit nur für eine gewisse, geringe Menge von Inhalten ausreichte, dann aber versagte. Ebenso reichte sein Verständnis, wenn man ihn z. B. in der Zeitung lesen ließ, nur für einfache Sätze aus, während er Sätze mit 3—4 Nebensätzen schon mehrfach lesen mußte, um mit der Sinnfindung mitzukommen. Er war bei der Unterhaltung ausgesprochen interessiert, zugänglich, sehr dabei beteiligt, kontrollierte sich selbst, freute sich bei richtigen Leistungen. Alles ging aber schwerfällig, langsam. Deutlich war, wie er seinen Lebenskreis ganz erheblich besser beherrschte und im Umkreis seiner Berufstätigkeit, seiner Familienangelegenheiten bedeutend beweglicher war. Die Sprachstörung war bei der Entlassung noch recht erheblich.

Bei einer Nachuntersuchung am 17. 12. 1928 war er freundlich, sah sehr wohl und frisch aus. Nach den Angaben seiner Frau soll er bedeutend ruhiger und weicher geworden sein als früher. Er bekümmerte sich jetzt fast ausschließlich um seine Familie. Seine Arbeit hat er seit 2 Monaten wieder aufgenommen und fühlt sich ihr auch gewachsen. In der Unterhaltung zeigte er deutlich noch einen stark pedantischen Zug. Bei allem, was man ihn fragte, war die Tendenz deutlich, die genauesten Einzelheiten zu geben. Stark besetzt war er von der Sorge um seine Beine, in denen ab und zu Ödeme aufgetreten sind. Immer wieder kam er auf diese Erscheinung zurück, erzählte aufs genaueste, wann und unter welchen Umständen diese Ödeme aufgetreten waren und was er dagegen unternommen hatte. Auch seine Frau gab an, daß er zu Hause viel von den Beinen und deren Behandlungsmöglichkeiten spreche und diesen Dingen sehr viel Gewicht beimesse. Noch deutlicher als bei seiner Entlassung war, wie eine Unterhaltung über seinen Lebenskreis ohne weiteres und glatt mit ihm durchführbar war, während die Einstellung auf Schulkenntnisse und Leistungsprüfungen nur sehr schwierig vor sich ging, wie dann sofort alles viel langsamer, schwerfälliger ablief und wie besonders die Einstellung auf Abstraktes immer noch erhebliche Schwierigkeiten machte. In dem körperlichen Befund war die Facialisparese geschwunden, ebenso die Ataxie in den Beinen. Die Sprachstörung war erheblich besser geworden.

So komplex auch das gebotene Bild ist, so geht doch aus der Darstellung wohl hervor, daß man zwar „demente", organisch in ihrem Leistungsniveau abgebaute Patienten vor sich hat, aber trotzdem immer noch geschlossene, wohlstrukturierte Persönlichkeiten. Ablaufsweisen, Erlebnis-, Auffassungs-, Verarbeitungsformen bestimmter Art lassen sich noch herausstellen. Das so gewonnene formale Netz gibt dann so adäquat, wie man es von klinischen Methoden verlangen kann, die Grundstruktur wieder. Die „Vereinfachung", die „Niveausenkung" ist eine allgemeine, aber sie hat in sich noch eine sinnvolle Ordnung. Man hat in den Patienten immer noch „Persönlichkeiten" vor sich, bei denen man — nach GOLDSTEINS Forderung — die Art ihres Reagierens unter bestimmten Bedingungen voraussagen kann. Natürlich ließen sich innerhalb dieses großen Syndroms wieder feinere Typen herauslösen und zu Abbauerscheinungen bei anderen Erkrankungen in Beziehung setzen, z. B. die mehr zu den epileptischen Demenzformen zugehörigen, doch ist dies nicht unsere Absicht. Der Zentralpunkt des Syndroms bleibt: sinnvoller, strukturierter, in seinem formalen Gesetz noch aufzeigbarer Abbau der Persönlichkeit. Wie aus der Art der Anlage der Krankengeschichten schon ohne weiteres hervorgeht, sind wir nicht der Meinung, daß alle Einzelsymptome, alle einzelnen Ablaufsweisen nun auf eine gemeinsame Wurzel, auf eine Grundstörung, die hinter den Einzelstörungen stände, zurückführbar wären. Einmal ist dazu schon jeder einzelne Faktor viel zu komplex, sobald man ihn unter eine feinere psychopathologische Lupe nimmt. Betrachtet man z. B. die Einstellstörungen, so ist ohne weiteres einleuchtend, wie zahlreich und unterschiedlich die Bedingungen sind, die derartige Störungen verursachen. Wir nennen nur: Verlangsamung aller Abläufe, affektives Vorbesetztsein, Erledigungsunfähigkeit — Momente, die wir an anderer Stelle erörtert haben. Es scheint uns wenig förderlich zu sein, die psychologischen Probleme, die ein solches Einzelsymptom schon stellt, untergehen zu lassen, indem man eine Störung sehr allgemeiner Natur als letzten Faktor aufführt. Denn notwendigerweise wird dieses Moment dann sehr abstrakt gefaßt, wenig anschaulich, mehr verschleiernd als klärend sein, wie z. B. der Begriff „Gestaltentdifferenzierung“. Daß es organische Syndrome gibt, die sinnvoll auf eine Grundstörung, eine Funktionsänderung bestimmter Natur zurückführbar sind, bleibt damit unwidersprochen. Die Arbeiten Goldsteins, Boumann-Grünbaums — um nur diese anzuführen — sind hierfür durchaus überzeugend. Wir selbst haben für den amnestischen Symptomenkomplex ähnliches versucht. Aber derartige Syndrome sind auch klinisch viel enger gefaßt, als wir es mit dem in Rede stehenden Typus paralytischen Persönlichkeitsabbaus beabsichtigen. Unsere Bemühung gilt lediglich einem Netz formaler Störungen, das als Orientierungs- und Einordnungsschema dienen soll und Raum genug läßt für die wieder in sich komplizierte Struktur des Einzelsymptoms und die Aufnahme der individuellen Differenzen bei den Einzelfällen. Denn nicht jeder Fall zeigt alle Züge. Bei dem einen treten die Umstell- und Einstellschwierigkeiten, die Verlangsamung und Einengung, bei dem anderen mehr das Kleben am Konkreten, die Entdifferenzierung aller „Gestalten“ zum Einfacheren, Primitiveren in den Vordergrund. Ebenso schwanken die Affektlagen, das Stimmungsverhalten, die Ablaufsweisen der Affekte und das gesamte Tempo. Doch ist aus den Krankengeschichten, die in gedrängter Kürze, nur die Resultate aufweisend, gebracht sind, wohl ersichtlich, wie die formalen Störungen insgesamt eine einheitliche Struktur bilden.

10. Die Allgemein-Dementen.

Auch diese Bezeichnung bietet wie bei dem vorigen Syndrom einige Schwierigkeiten. Allgemeindement sind natürlich die Fälle des organischen Syndroms auch. Mit „allgemein“ soll hier nicht gesagt sein, daß die Schädigungen etwa nur bei diesem Typus allgemein durch alle Funktionen hindurchgingen. Der Name soll hier nur kennzeichnen, daß man lediglich „im allgemeinen“ von den Fällen sagen kann: sie sind dement. In gewissem Sinn ist nämlich das zu schildernde Syndrom eine Kehrseite des „organischen". Fast paradox könnte man sagen: Die Strukturlosigkeit ist das charakteristische Moment. Bestimmte formale Gesetzmäßigkeiten, die das Krankheitsbild beherrschen und ihm „Gestalt" verleihen, ein bestimmtes Gepräge geben, lassen sich nicht herausstellen. Das Nichtvorhandensein einer solchen Struktur, das diffuse Verschwommene, Unfaßbare, ist bei dem hier gemeinten Typus das wesentliche Moment. Überall, wo man auch psychische Funktionen zu untersuchen beginnt, trifft man auf Herabminderung, Störung, Verlaufsänderung. Aber eine auch nur einigermaßen einheitliche Struktur ist nicht aufzudecken, so daß man gezwungen ist, zu solch allgemeinen, einfach von außen her beschreibenden Begriffen wie Herabminderung, Nachlassen der Leistungen seine Zuflucht zu nehmen. Die Fälle dieser Art sind es, die allzulange die Anschauungen über die paralytische Demenz beherrscht haben. So stark war die Fixierung des psychologischen Blickpunktes auf sie, daß man gar keine Bemühung mehr darauf verwendete, nach anderen, strenger umschriebenen, faßbaren Normen paralytischer Demenz zu suchen. Unter der Rubrik der einfachdementen verschwand ein großer Teil der Paralysen, nämlich alle diejenigen, die sich nicht durch bestimmte Stimmungs- und Affektanomalien, Bewußtseinsstörungen, Wahnbildungen auszeichneten. Die Gleichförmigkeit des Demenzprozesses selbst wurde bei den restlichen einfachdementen (démence global der französischen Forschung) vorausgesetzt. Sie stellten gewissermaßen die paralytische Demenz katexochen dar. Auf die relative Berechtigung dieser Anschauung aus der generellen Verlaufsform der Paralyse haben wir vorher schon hingewiesen. Die Erörterungen über die Möglichkeit, die Demenzformen aus Grundstörungen abzuleiten und den Wert derartiger Versuche finden erst recht bei diesem Typus ihre sinnvolle Anwendung. Der hier gemeinte Typus ist ein Beweis dafür, daß ein organischer Persönlichkeitsabbau durchaus nicht sinnvoll strukturiert und einsichtig zu sein braucht. Diese Auslegung der wohlfundierten Erkenntnisse der psychopathologischen Forschungen auf dem Gebiet organischer Persönlichkeitsveränderungen greift sicher zu weit. Gerade das Sinnlose, gänzlich Unfaßbare ist für diese Demenzform das charakteristische. Die Funktionsstörungen sind zwar objektivierbar als Leistungsstörungen, aber keinerlei formale Momente sind strenger faßbar und umschreibbar. Alles, was von den Patienten produziert wird, hat einen eigentümlich unpersönlichen, unverbindlichen Anstrich; es hat keinerlei „Wirkungsbreite" (SCHILDER) im Patienten selbst und keinerlei „Kundgabe"-Bedeutung dem Mitmenschen gegenüber. Alle diese Fälle zeigen auch die „gesteigerte Suggestibilität", die häufiger als Symptom bei den Paralysen aufgeführt wird. So reizvoll der Gegenstand auch ist, so können wir hier doch nicht in längere Erörterungen über ihn eintreten. Bemerken möchten wir nur, daß es kaum angängig ist, die Art, wie ein solcher Paralytiker einfach Angaben seiner Umwelt übernimmt und auch an seinem Körper in die Tat umsetzt, z. B. „Sie haben doch ein gelähmtes Bein!?" noch als Suggestibilität zu bezeichnen. Mit diesem Begriff rückt man derartige Erscheinungen doch allzu nahe an eine Art sozialen Denkverhaltens, die allgemeinmenschlicher Natur ist. Gesteigerte Suggestibilität zeigt auch der Hysteriker, aber doch ist das Phänomen bei ihm gänzlich anderer Struktur. Von einer echten Übernahme, wie sie E. STRAUS so ausgezeichnet analysiert hat, kann beim Paralytiker ja nie die Rede sein. Die Identifizierung, die Herüber- und Hineinnahme bestimmter Sachverhalte in seine Persönlichkeit fehlt doch vollkommen. Gerade bei ihm ist ja auffällig, wie „äußerlich“ derartige Reaktionen bleiben, d. h. wie wenig er selbst als Persönlichkeit dabei beteiligt ist. Wohl aber kann man in diesem Verhalten einen Indikator sehen für die Zerstörung der Persönlichkeit in ihrem Kern, für die Entdifferenzierung der Individualität.

Ebensowenig wie die Leistungsstörungen formal faßbar sind, ist das Gesamtverhalten aus den Änderungen des affektiven und Trieblebens irgendwie sinnvoll abzuleiten, weil auch hier der Charakter des Fluktuierenden, Verwaschenen vorherrscht. Für eine einzelne Situation mag eine Klärung der Störungskomponenten möglich sein, aber nie ist sie darüber hinaus für die Erfassung, Verarbeitung, Beantwortung von Situationen in generellem Sinn einsichtig zu machen.

Fall 20. E. M., geb. 28. 4. 1876.

Der Vater war Trinker und starb früh an einer Lungenentzündung. Die Mutter litt an Asthma. Patientin selbst lernte auf der Schule sehr schlecht. Obwohl sich keine manisch-depressive Belastung herausstellen ließ, war die Patientin zeit ihres Lebens eine Cyclothyme. Mit 16 Jahren kam sie einmal in Heilanstaltsbehandlung wegen einer typischen Hypomanie. Sie war damals ungemein lebhaft und betriebsam und sexuell völlig haltlos. Während des ganzen Lebens schwankte sie zwischen Zeiten, in denen sie mutlos und deprimiert war und dann wieder solchen, in denen sie unmotiviert lustig und heiter war, auch sexuell äußerst erregbar.

Die Zeit der luetischen Infektion ist nicht bekannt. Sie hat 2 Kinder, die aus der 1912 geschlossenen Ehe hervorgegangen sind. Ein Kind starb an Krämpfen. Einmal machte sie eine Fehlgeburt durch. Ihr Mann verließ sie später, so daß sie ihr Leben als Waschfrau fristen mußte. Seit November 1926 klagte sie über Kopfschmerzen, seit Anfang 1927 auch darüber, daß sie so dämlich im Kopf werde und alles vergesse. Affektiv war sie sehr schwankend, konnte weinen und lachen, alles durcheinander. Dabei wurde sie immer arbeitsunfähiger, verschlampte und kümmerte sich nicht um die Arbeiten, die ihr aufgetragen wurden.

E. wurde *hier vom 1. 2. 1927 — 6. 4. 1927* behandelt. Bei der Aufnahme ergab sich eine allgemeine erhebliche Demenz. Selbst Rechnen mit einstelligen Zahlen gelang nicht. Ihre Vorgeschichte vermochte sie kaum herauszugeben. Alle Daten warf sie durcheinander. Bei einfachen Unterschiedsfragen, wie Treppe — Leiter, Bach — Teich versagte sie vollkommen. Bei Deutung der Bobertagschen Szenenbilder blieb sie an Einzelheiten hängen, ohne zu einer Gesamtdeutung zu kommen. Dabei war sie äußerst ablenkbar, schwankte dauernd zwischen läppischer Euphorie und greinender Weinerlichkeit hin und her. Ab und zu war sie auch schimpfend erregt, doch war sie aus allen Affekten mühelos und prompt herausreißbar. Welcherlei Prüfungen man auch mit ihr anstellte, überall versagte sie und zwar in einer völlig regellosen, unkontrollierbaren Weise.

Der *körperliche Befund* ergab: Pupillen beide verzogen, die linke weiter als die rechte, Lichtreaktion aufgehoben, Konvergenzreaktion erhalten. Augenhintergrund: beide Papillen leicht abgeblaßt. Im Reflexsystem fehlten die Achillessehnenreflexe. Am linken Arm war der Hoffmannsche Knipsreflex positiv, die Periostreflexe erhöht. Es bestand eine leichte Lähmung des rechten unteren Facialis. Deutliche Ataxie der Beine. Romberg fiel positiv aus. Die Wassermannsche Reaktion im Blut war positiv, ebenfalls im Liquor bei 1,0 (Lumbalpunktion). Ammonsulfatreaktion positiv. Eiweiß nach Nissl: 2 Teilstriche. Zellbefund: 20,

E. wurde hier einer Recurrensbehandlung unterzogen. Nach 4 Anstiegen setzte vom 25. 2. 1927 ab das Fieber spontan aus.

Während der Behandlungszeit wurde E. immer unverträglicher, reizbarer, schwieriger auf der Abteilung. Sie konnte plötzlich hemmungslos auf irgendeinen Patienten losschimpfen, wurde dabei auch aggressiv. Zu einer geordneten Unterhaltung war sie nicht zu bringen, schweifte dann dauernd ab, redete allerlei Geschwätz, lachte und weinte unmotiviert durcheinander. Sie wurde von hier aus einer Heil- und Pflegeanstalt überwiesen, wo sie zwar ruhiger, aber doch erheblich viel stumpfer geworden ist. Sie bietet dort das typische Bild einer schwer dementen, stumpfen Paralyse. Die Sprachstörung, die von Anfang an erheblich gewesen war, hat sich im Laufe der Zeit noch verschlechtert.

Fall 21. M. J., geb. 10. 9. 1889.

Der Vater des M. soll an Rückenmarkslähmung gestorben sein. Den Beschreibungen nach handelt es sich wahrscheinlich um eine Tabes, doch ist dies nicht sicherzustellen. Sonst ergibt sich aus der Familienvorgeschichte nichts Besonderes. Aus M.s Jugendzeit ist nichts Besonderes zu berichten. Er besuchte die Volksschule, kam danach aufs Lehrerseminar und war nach dessen Absolvierung bis zu seinem 25. Lebensjahr als Lehrer tätig. Daraufhin nahm er eine Stellung als Beamter einer Ortskrankenkasse an, wo er seit 12 Jahren in sehr guter Position als Kassierer ist, ein gutes Einkommen hat.

Im 21. Lebensjahr luetische Infektion, machte damals zwei Quecksilber-Schmierkuren durch.

Seit 1897 ist M. verheiratet. Die Frau hatte 1 Fehlgeburt. 2 Töchter leben und sind gesund. Während der Kriegszeit war M. auf seinem Posten reklamiert.

M. war im allgemeinen ein lebensfroher Mensch, der Gesellschaft liebte und sich gern und lebhaft an politischen Angelegenheiten beteiligte. Zur Zelt seiner luetischen Infektion und — wie er selbst meint — dadurch, daß er sich damals viel Sorgen darüber machte und sich sehr schämte, machte er eine kurzdauernde depressive Schwankung durch. Ungefähr 2 Monate lang sei er damals sehr traurig und sehr still gewesen, habe kaum arbeiten können und nachts schlecht geschlafen, sondern immer über die Infektion nachgedacht. Oft habe er damals daran gedacht, Selbstmord zu begehen. Einige Zeit darauf — wie er meint, vielleicht 4—5 Wochen — sei er aber dann sehr aktiv und leistungsfähig gewesen, was wohl damit in Zusammenhang stand, daß die Schmierkuren das Gift im Blut abgetötet hätten.

Während der übrigen Lebenszeit kamen — soweit eruierbar — keinerlei Schwankungen mehr vor.

Seit Anfang 1927 fiel nun auf, daß M. stiller wurde und einen verstimmten, etwas mürrischen Eindruck machte. Er begann zu klagen, daß ihm die Arbeit so schwerfalle, daß er kaum mehr mitkommen könne. Er äußerte Befürchtungen, daß er seinen Posten verliere und sich pensionieren lassen müsse. Er klagte dabei aber dauernd über Kopfschmerzen, Müdigkeit und Mattigkeit in den Gliedern. Der Appetit ließ nach. Nachts schlief er sehr unruhig, wälzte sich viel herum. Am 1. Mai 1027 setzte dann ein Anfall ein. Er klagte plötzlich über Müdigkeit, verfärbte sich ganz rot im Gesicht, bekam Brechreiz, nach wenigen Minuten wurde er totenblaß, der kalte Schweiß stand ihm auf der Stirn. Im Anschluß an den Anfall sprach er schlechter, klagte darüber, daß er vergeßlich sei, seine Gedanken nicht mehr zusammenbringe.

Wie sich herausstellte, hatte M. im Laufe des April in seiner Verwaltung allerlei Fehler gemacht und die Kassenrechnungen nicht richtig zum Abschluß bringen können.

M. wurde hier vom 11. 5. 1927 — 12. 7. 1927 behandelt. Bei der Aufnahme war er mürrisch, depressiv, dabei leicht ängstlich und sichtlich verlangsamt. Er klagte darüber, daß ihm in seinem Beruf in der letzten Zeit der Überblick gefehlt habe. Er habe nicht mehr alles im Kopf behalten können und habe immer Angst gehabt, alles schlüge über ihm zusammen. Er habe es nicht mehr fertiggebracht, mehrere Dinge gleichzeitig oder kurz hintereinander erledigen zu können. Zu allem habe er sich viel mehr Zeit nehmen müssen, weil ihm sonst alles durcheinander gelaufen wäre. M. gab mit Mühe und äußerster Konzentration seine Vorgeschichte geordnet heraus. Fragte man kreuz und quer, so warf er alle Daten durcheinander. Seine Kassengeschäfte beherrschte er noch theoretisch, rechnete auch z. B. noch gut, aber jede geringste Störung brachte ihn völlig aus dem Konzept. Bei Gesprächen über ihn sonst sehr interessierende Angelegenheiten wie Gewerkschafts-, Genossenschaftswesen usw. suchte er mühsam in seinem Gedächtnisschatz, ohne produktiven Denkens fähig zu sein. Passiv, sehr schwankend, labil in seinen Stimmungen und Affekten lebte er dahin. Auftauchendes Interesse, Spannung hielt nie lange vor. Spontan unternahm er nie etwas, knüpfte z. B. auch von sich aus kaum jemals eine Unterhaltung an. Es zeigte sich, daß so seine Leistungsfähigkeit überall gestört war, wenn es auch bei der relativen Geringgradigkeit der Störungen nicht ohne weiteres möglich war, sie mit den üblichen Untersuchungsmethoden einzufangen. Wie so häufig zeigte sich auch bei ihm, daß dann eine Unterhaltung, die sich im früheren Lebensraum des Pat. bewegt, die Schädigungen viel deutlicher zum Ausdruck kommen ließ.

Die *körperliche Untersuchung* ergab: Pupillen mittel- und gleich weit, links etwas verzogen, prompte Licht- und Konvergenzreaktion. Im Reflexsystem nichts Besonderes. Zahlenschreiben und Lagesinn in den Zehen spurhaft gestört. Leichte Ataxie in den oberen Extremitäten. Die Wassermannsche Reaktion im Blut fiel positiv aus, ebenfalls im Liquor bei 0,2 (Lumbalpunktion). Nonne-Apelt: positiv. Zellbefund: 13. Goldsolreaktion: Typische Paralysekurve. Erhebliche Sprachstörung.

M. wurde hier einer Malariabehandlung unterzogen. Nach 10 Fieberanstiegen erhielt er vom 23. 6. ab Chinin. M. zeigte sich während der ganzen Behandlungszeit vollkommen geordnet, nur körperlich sehr hinfällig. In seinem Allgemeinverhalten zeigte er weiter gar keine Besonderheiten mehr. Er war nach der Fieberkur schließlich durchaus wie ein sonstwie schwer kranker Mensch. Auch von der häufig gezeigten, mürrisch-depressiven Haltung war nichts mehr zu merken. Bei der Entlassung ergab sich in bezug auf die Intelligenzfunktionen keine Änderung, aber sonst war er wesentlich freier, frischer, affektiv viel beweglicher, ein Zug von leichter Euphorie war unverkennbar.

Bei einer *Nachuntersuchung am 22. 12. 1927* war M. zunächst auffällig durch einen Zug euphorisch-gutmütiger Bonhommie. In seiner Leistungsfähigkeit war er nicht gebessert. Wohl spricht für das relativ gute Funktionieren seiner Intelligenz in der Situation der Umstand, daß er seine Kassengeschäfte vor der Pensionierung noch gut abwickelte aber — wie er meinte — mit äußerster Anstrengung und Konzentration. Sonst lebt er ein Rentnerdasein, geht spazieren, beschäftigt sich mit seinen Tieren (Vogelzucht), schwätzt mit den Nachbarn. Er führt aber ein Leben, das ihm und seiner Umgebung seine Defekte kaum spürbar werden läßt.

11. Die exogenen Reaktionstypen.

a) Die einfach Dösigen.

Wir gehen nunmehr zu den Syndromen über, die als exogene Reaktionstypen seit Bonhöffer festes klinisches Allgemeingut geworden sind. Wir haben zunächst die Syndrome herausgestellt, bei denen Störungen und Änderungen des Bewußtseinszustandes eine dominierende Rolle spielen. Rosenfeld hat erst kürzlich noch den Zustandsänderungen des Bewußtseins bei den einzelnen Krankheitsbildern, die die Psychiatrie überhaupt kennt, eine größere Studie gewidmet und wiederum gezeigt, wie das Bewußtsein und seine Veränderungen als Symptomgruppe für sich betrachtet werden kann. In der Definition, die er für den Begriff der Bewußtseinsstörung gibt, stecken alle wesentlichen Momente, die eine solche Störung bei einem Kranken erschließen lassen, teilweise auch die Möglichkeiten für eine Abstufung der Veränderungen selbst in quantitativem Sinne darin. Die normale Bereitschaft zu seelischen Einzelleistungen erfahre eine Änderung, Einschränkung oder völlige Aufhebung und der normale seelische Kontakt mit der unmittelbaren Umgebung könne nicht aufrechterhalten werden.

Gerade bei den leichten Bewußtseinstrübungen, die wir hier die „*Dösigen*" nennen wollen, ist das Charakteristische das „Absinken" des Patienten. Mit diesem beschreibenden Ausdruck ist gemeint, daß der Patient nicht mehr fähig ist, von sich aus den normalen Kontakt mit seiner Umgebung herzustellen. Er ist auf sich selbst zurückgesunken, ist isoliert in der normalen Umgebung, die er nicht mehr bewältigen kann, da seine Auffassung, die Verarbeitung und Verwertung der Reizwelt, ihre Gestaltung in normalem Sinne versagt. Das von

Hartmann und Schilder ausgezeichnet analysierte Verhalten bei der Amentia zeigt die Grundelemente einer solchen Veränderung sehr anschaulich. Die Patienten werden herangetrieben an die Wahrnehmungswelt, versuchen sie adäquat zu erfassen, sinken dann aber wieder ab in eine dösige Leere, traumhafte Benommenheit oder inkohärente Verwirrtheit. Bei den einfach Dösigen, die wir hier zunächst meinen, ist es noch möglich, durch Fremdanregung die Patienten herauszureißen, sie gewissermaßen noch eine Weile festzuhalten und ihnen mit Hilfestellung für eine Zeitlang den normalen Vollzug ihrer psychischen Funktionen zu ermöglichen. In den Schilderungen der Patienten selbst, die sie nachher geben, spielt die Veränderung des Bewußtseins auch die Hauptrolle. „Wirr im Kopf", „benommen", „dösig", „eingenommen im Kopf" sind solche zur Beschreibung verwendeten Ausdrücke. Dabei besteht ein Wissen um diese Veränderung. Die Reizwelt, ihre Auffassung und Verarbeitung steht noch als eigentlich zu leistende Aufgabe vor den Patienten und gleichzeitig wird doch die Unmöglichkeit erkannt, dieser Forderung mit eigener Aktivität, spontan gerecht zu werden können. Diese Dösigkeit, mit der irgendwelche besonderen Phänomene wie Halluzinationen, Wahnideen nicht verbunden sind, spielt eine große Rolle bei der beginnenden Paralyse, worauf auch Bostroem hinwies. Sie charakterisiert sich meist durch eine ausgesprochene Leere. Im Klinikjargon sagt man wohl: der Patient „schwimmt". Das einfache Dahintreiben, die Unfähigkeit, sich selbst zu steuern, das passive Moment dieser Zustandsbilder ist mit diesem Ausdruck sehr gut anschaulich getroffen.

Fall 22. R. H., geb. 26. 9. 86.

Aus der Vorgeschichte ergibt sich nichts Besonderes. R. selbst war ein sehr stilles, ruhiges Kind, entwickelte sich normal und lernte auf der Schule gut. Er machte dann eine Kaufmannslehre durch und war bis zum Kriegsausbruch Angestellter einer Bank. Seit 1919 ist er verheiratet, hat keine Kinder. Während des Krieges war er 1915—16 an der Front, kam aber dann wegen einer Verwundung am rechten Fuß nicht mehr hinaus. Nach dem Kriege war er als Bureauangestellter bei einer Lebensmittelgroßhandlung tätig.

1907 infizierte er sich und machte eine Quecksilberkur durch.

Er war immer ein sehr stiller, wenig anspruchsvoller, etwas schwächlicher Mensch, im allgemeinen aber heiterer Stimmung. In seinem Sexualleben war er ausgesprochen triebschwach; wie seine Frau sagte, lebte er eigentlich nur für sein Bureau.

Im August 1927 setzte plötzlich Doppelsehen und Schwindelgefühl ein. Innerhalb weniger Tage veränderte er sich nach Angaben der Frau vollkommen. Er habe angefangen, eigentümlich blöde zu lachen, sei sehr vergeßlich geworden und habe auch im Geschäft vieles verkehrt gemacht. Er sei sehr unsicher gegangen und beim Gehen wie ein Betrunkener hin und her geschwankt. Wenn man ihm nicht alles gesagt habe, habe er sich um gar nichts mehr gekümmert, sei einfach vor sich hinstarrend dagesessen.

R. wurde hier vom 2. 9. 27 — 25. 12. 27 behandelt. Bei der Aufnahme machte er einen ausgesprochen dösig leeren Eindruck. Er faßte sehr schwer auf, klagte darüber, daß alles so leer sei und er gar nichts denken könne. Meist saß er eigentümlich euphorisch blöde lächelnd da, hie und da brach er in ein kurzes Gelächter aus. Wenn man ihn einfach fragte und eine Unterhaltung mit ihm versuchte, blieb alles in Ansätzen bei ihm stecken. Immer wieder kam dann die Antwort: „Ich kann nicht, es ist alles so unklar." Nur hin und wieder geriet er in ein schleppendes Erzählen, indem er dann kunterbunt durcheinander allerlei Ereignisse aus seinem Leben daherschwätzte. Holte man ihn energisch heran, fixierte ihn immer wieder, stieß ihn immer wieder an, so brachte er doch seine Vorgeschichte zusammen, wenn auch zeitliche Datenangaben ihm sichtlich die größte Mühe machten. Aber er rechnete dann z. B. gut und vermochte auch, für kurze Zeit sich irgendeiner Aufgabenlösung konzentriert zu widmen und brachte sie dann gewöhnlich auch erstaunlich gut zustande.

Körperlicher Befund: Zarter, asthenischer Mensch. Es besteht eine latente Internusparese rechts. Pupillen mittelweit, etwas entrundet, lichtstarr. Leichtes Lippenbeben. Armperiostreflex rechts gegen links gesteigert. Knie- und Achillessehnenreflexe beiderseits schwer auslösbar. Leichte Ataxie in den Armen und Beinen.

Starke artikulatorische Sprachstörung.

Wassermann im Blut positiv, ebenfalls im Liquor bei 0,2 (Lumbalpunktion). Ammonsulfatreaktion: pos. Eiweiß nach Nissl: 3 Teilstr. Zellbefund: 27.

R. wurde hier einer Recurrensbehandlung unterzogen. Nach 7 Anstiegen setzte das Fieber vom 23. 8. spontan aus.

R. war während der ganzen Behandlungszeit in derselben Haltung und Verfassung wie bei der Aufnahme. Während der Fieberanstiege zeigte er keinerlei deliranten Symptome. Er erholte sich nach der Fieberkur, während der er erheblich abgenommen hatte, ausgezeichnet, wenn auch langsam.

Anfang Dezember wurde er frischer, lebendiger, die Benommenheit verschwand vollkommen. Zur Entlassungszeit war er vollkommen geordnet und zugänglich. Er fühlte sich als ein ganz anderer Mensch, sein Gedächtnis sei jetzt klar, er könne sich an alles erinnern, er könne jetzt seinen Mann wieder stellen. Er zeigte durchaus Einsicht in seine Erkrankung, die wohl sehr schwer gewesen sein müsse, er wisse selbst nicht recht, wie das in ihm zugegangen habe, er sei so unklar im Kopf gewesen, er habe keine Gedanken fassen können. Er glaube, er habe damals zur Zeit seiner Erkrankung an überhaupt nichts gedacht. In der Unterhaltung war er äußerst angeregt, folgte dem Gespräch ohne Schwierigkeiten, hatte seine Kenntnisse restlos zur Verfügung, stellte sich auch zu seiner Zukunft völlig adäquat ein. Während er bei der Unterhaltung affektiv recht gut modulierte, war auffällig, daß er, sich selbst überlassen, doch immer noch deutlich eine leer euphorische Stimmung zeigte, für deren Dasein und eventuellen Grund er völlig einsichtslos war.

Bei einer Nachuntersuchung am 3. 9. 28 war R. gegenüber diesem Befund unverändert. Seine Frau schilderte, daß R. wohl noch stiller geworden sei als früher, er rede im allgemeinen sehr wenig, spreche auch kaum mit anderen Leuten, während er sonst aber an allen Vorgängen zu Hause regelrechten Anteil nehme und so lebe wie früher. Wohl klage er häufig darüber, daß seine Berufstätigkeit, die er seit 2 Monaten wieder aufgenommen hat, ihn mehr anstrenge als früher. Auch R. selbst gab an, daß er zwar 3—4 Stunden sehr gut arbeiten könne, daß er aber dann anfange, müde zu werden und sehr viel Mühe habe, die von ihm verlangten Leistungen zu liefern. Er werde dann im Kopf so müde, daß er sich mächtig zusammennehmen müsse, um keine Fehler zu machen. Er war durchaus einsichtig für diese Veränderung, machte sich ernsthaft Sorge darum und äußerte Zweifel darüber, ob es ihm möglich sein werde, seinen Posten auf die Dauer durchzuführen. Auch der Frau des R. war aufgefallen, daß er meist lächelte und überhaupt stimmungsmäßig heiter war, ohne aber etwa witzig oder sonstwie produktiv zu sein. R. selbst behauptete, seine Stimmung sei dieselbe wie früher. Die Sprachstörung war bis auf kaum merkbare Reste geschwunden. Die neurologische Nachuntersuchung ergab, daß die ataktischen Symptome völlig geschwunden waren.

Fall 23. S. H., geb. 3. 12. 73.

Aus der Familiengeschichte des Sch. ist nichts Besonderes bekannt. Auch seine eigene weitere Vorgeschichte bietet nichts Besonderes.

Sch. selbst entwickelte sich normal, auf der Schule lernte er gut, war ein freundliches, gut erziehbares, im allgemeinen etwas stilles Kind. Nach der Schulzeit kam er in die Lehre als Former und arbeitete dann ständig als solcher in Fabriken. Seine Stellung wechselte er nur, wenn er wegen Arbeitsmangels entlassen wurde oder sich pekuniär verbessern konnte. Er galt als sehr geschickt und praktisch veranlagt. 1895—97 diente er aktiv. Seit 1898 isr er verheiratet und hat 7 gesunde Kinder. Die Frau machte keine Fehlgeburten durch. 1914 Infektion, damals eine Quecksilberschmierkur.

Seit Februar 1927 fiel der Frau auf, daß der bis dahin ruhige und nicht besonders gesprächige Pat. sich veränderte. Er wurde plötzlich geschwätziger, man überraschte ihn auch, wie er vor sich hinredete. Begann dann auch Dinge zu erzählen, die sich als „reine Phantasien“ herausstellten. So redete er davon, daß er französische Truppen gesehen habe, auf der Straße irgendein Unfall passiert sei, daß in der Fabrik diesem oder jenem ein Unfall durch eine Maschine passiert sei, daß es einen Zusammenstoß mit dem Meister gegeben habe usw. Er wurde sichtlich unruhiger, machte einen verträumten Eindruck. Nachts schlief er sehr unruhig, sprach häufig im Schlaf.

Ab und zu machte er sich Sorgen um die Zukunft, war stundenweise depressiv verstimmt, die Familie müsse verhungern, das Geld lange nicht. Die Sprache verschlechterte sich, er sprach undeutlicher.

Sch. wurde hier vom 13. 8. — 3. 10. 1927 behandelt. Er machte einen leeren, dösig euphorischen Eindruck. Eine komponierte Unterhaltung war nur dann möglich, wenn man ihn energisch fixierte. Sonst schwätzte er einfach darauf los, einfallsmäßig alles aneinanderreihend. Fixierte man ihn scharf, so gab er über seine Vorgeschichte bis in alle Einzelheiten genaueste Auskunft, hatte auch sonst alle wesentlichen Zeitereignisse und Schulkenntnisse zur Verfügung. Ein Zug leerer Selbstgefälligkeit war bei ihm deutlich, indem er immer wieder versicherte, man vergucke sich schwer in ihm. Seine leicht euphorische Stimmung fand auch darin ihren Ausdruck, daß er die Schönheit seiner Frau rühmte, sich bedankte für den Aufenthalt in der Klinik, das Essen lobte und dergleichen. Immer wieder war deutlich in der Unterhaltung, wie ihm Fixierung der Zeitereignisse schwerfiel, wenn man ihn plötzlich aus dem Zusammenhang heraus irgend etwas fragte, z. B. nach den Daten des Krieges. Er faselte dann irgendeine Zahl daher, um dann aber, eingestellt und fixiert, sich zu besinnen und die Zeitangabe richtig zu bringen. Dabei bestand eine gewisse Schwierigkeit, nächtliche Träume oder auch Wachträumereien von der Realität zu trennen. Er selbst gab an, daß er viel lebhafter und mehr träume als früher. Sein Gesamtverhalten war ungewöhnlich weich, nachgiebig, wohlwollend, mit einem gewissen Zug von Bonhommie. Eine strenge Prüfung seiner Intelligenz war nicht möglich, da er dazu auf die Dauer zu wenig fixierbar war. Er schweifte sehr schnell ab und redete meist von sich und seinen Familienangelegenheiten.

Der *körperliche Befund* ergab: Schlaffe, verwaschene Gesichtszüge, dösig leerer Gesichtsausdruck. Die rechte Pupille enger als die linke, beide lichtstarr; Konvergenzreaktion erhalten. Alle Reflexe sehr lebhaft, keine Pyramidenzeichen. Schwere Sprachstörung. Die WaR. im Blutserum fiel positiv aus, ebenso im Liquor bei 0,2 (Lumbalpunktion). Ammonsulfatreaktion stark positiv. Eiweiß nach Nissl: 3 Teilstr. Zellbefund: 25. Mastix-Goldsolreaktion: Tabeskurve.

Sch. wurde hier einer Malariabehandlung unterzogen, machte 8 Fieberzacken durch. Ab 20. September erhielt er Chinin. Er vertrug die Kur gut. Die Stimmung während der Kur neigte immer mehr zum Expansiven.

Verwirrtheitszustände traten nicht ein, obwohl er immer einen etwas benommenen Eindruck machte. Jegliches Krankheitsgefühl und Krankheitsbewußtsein fehlte. Anhaltspunkte für Sinnestäuschungen und Wahnideen bestanden nicht.

Am 1. Oktober bei einer längerdauernden Exploration war das Bewußtsein ungetrübt. Er machte einen plump euphorischen und recht dementen Eindruck. Alle Leistungen, welche man auch prüfte, waren herabgemindert; affektiv zeigte er nicht mehr die geringste Modulation, sondern blieb gleichförmig bei einem plumpen, blöden Lachen. Rechnen mit zweistelligen Zahlen war unmöglich. Bei den Abelsonschen Figuren kam er selbst bei einfachen Figuren nicht mehr zurecht. Situationsbilder deutete er noch gut, jedoch war es ihm unmöglich, schon bei einer Geschichte, die nur durch 3—4 Bilder verdeutlicht wurde, einen Zusammenhang zu finden. Er war auf keine Leistung über eine gewisse Zeit hinweg zu fixieren, z. B. beim Ordnen von Gegenständen oder Bildern überließ er sich bald der Freude am einzelnen Gegenstand oder Bild, ohne an die Aufgabe zu denken, die er dann meist auch nicht mehr reproduzieren konnte. Die Sprachstörung hatte sich erheblich verschlechtert.

Sch. wurde nach Abschluß einer Behandlung hier einer Anstalt überführt, wo er sich heute noch befindet. Der allgemeine psychische Verfall hat noch mehr zugenommen, wenn er sich körperlich auch sehr gut gehalten hat. Er bietet jetzt das Bild einer typischen schwer dementen, plump euphorischen, unproduktiven Paralyse.

Fall 24. F. J., geb. 25. 5. 1873.

F. stammt aus gesunder, unbelasteter Familie. Besondere Charaktere und dergleichen finden sich in der Familie nicht. Er selbst war als Kind gesund, lernte auf der Schule mittelmäßig und war ein leicht erziehbares, gutmütiges Kind. Er hatte immer gern Freunde um sich, mußte aber schon früh zu Hause in der Landwirtschaft an die Arbeit. Seit 1899, dem Jahr seiner Heirat, bearbeitet er eine eigene Landwirtscahft. Er hat 3 Kinder, die gesund sind und auch in der Erziehung keine Schwierigkeiten machen, sie sind fleißig und ordentlich.

Aktiv gedient hat F. nicht, wurde aber 1914 zum Militär eingezogen und war als Landsturmmann draußen, hauptäschlich im Wachdienst. Ende 1914 infizierte er sich in Antwerpen, wurde daraufhin mit Quecksilber behandelt. Anfang 1918 trat ein Ausschlag am ganzen Körper auf, der auf Salvarsanbehandlung wieder schwand.

Nach der Rückkehr aus dem Kriege gestand er seiner Frau seine Infektion, über die er sich viel Gedanken und Sorgen machte und die ihn sichtlich drückte. Allmählich aber entschwand diese Sorge aus seinem Gedächtnis, zumal seine Frau ihm verzieh. Er nahm seine Landwirtschaft wieder auf, arbeitete fleißig. Er wird von seiner Frau als ein ruhiger, stiller, gutmütiger, im allgemeinen etwas ernster Mensch geschildert. Er hatte seine festen politischen Anschauungen, las mit Interesse die Zeitung, diskutierte gern mit anderen, z. B. den Nachbarn. Von allen Zwistigkeiten und Streitigkeiten, in der Gemeinde z. B., hielt er sich immer fern. Religiös war er ziemlich gleichgültig. Seit Anfang März 1926 fiel der Frau auf, daß er sehr schlafsüchtig war. Er war morgens kaum aus dem Bett zu bringen, und benutzte bald auch jede Zeit, in der er nichts zu tun hatte, um sich hinzulegen. Seit Ende März war er deutlich unklar, man konnte keine rechte Antwort mehr von ihm bekommen. Er wurde immer stiller, sprach spontan kaum. Schließlich ließ er Anfang April mehrfach im Bett unter sich gehen. Er wirkte so, als wenn er nicht recht bei sich wäre.

Am 17. 4. 1926 kam F, in Behandlung der Klinik, wurde zunächst bis 20. 7. 1926 behandelt. F. machte einen apathisch schwerfällig müden, dösig benommenen Eindruck. Er gähnte häufig, klagte über Müdigkeit und Schläfrigkeit, er sei so unklar im Kopf, das Denken falle ihm so schwer, er könne sich nicht zusammenraffen. In Bett döste er meist vor sich hin, kümmerte sich in keiner Weise um seine Umgebung. Angesprochen, schrak er auf und hatte Mühe, sich zu orientieren. Für kurze Zeit lang war er auf Fragen zu fixieren, dann jedoch schweifte er ab, faselte vor sich hin, klagte darüber, daß ihm im Kopf alles durcheinander gehe und ihm alles verschwimme. Durch andauerndes Anregen kam man aber so weit mit ihm, daß er z. B. seine Vorgeschichte völlig gut herausgab. Sobald man aber lockerer ließ und ihn von selbst erzählen ließ, gerieten ihm alle Zeitangaben z. B. völlig durcheinander.

Körperlicher Befund: Großer, kräftig gebauter Mann. Pupillen sehr eng, reagieren aber auf Licht und Konvergenz. Patellarsehnenreflexe rechts = links leicht gesteigert, desgleichen Achillessehnenreflexe. Rechts Oppenheim und Babinski positiv. Sprache klingt tonlos, kaum merkbares Silbenstolpern. Die Wassermannsche Reaktion im Blutserum positiv, ebenfalls im Liquor bei 0,1 (Lumbalpunktion). Ammonsulfatreaktion stark positiv. Eiweiß nach Nissl: 4 Teilstriche. Zellbefund: 100 Zellen. Goldsolreaktion: Typische Paralysekurve.

Am 15. 5. 1926 wurde F. mit Recurrens geimpft. Er machte 5 Fieberzacken durch. Die letzte dauerte vom 23. 6. — 27. 6. 1926. Dann setzte das Fieber spontan aus. Während der Behandlung war er äußerst still, stumpf, interesselos. Die Bewußtseinstrübung schwand gegen Ende Mai völlig. Er blieb aber ebenso still und ebenso schwer anregbar, war gänzlich spontanitätslos. Bei Unterhaltungen mußte man förmlich alles aus ihm herausziehen. In der 2. Juliwoche war er etwas frischer, attenter, fragte nach zu Hause, erkundigte sich nach allem. Hin und wieder weinte er plötzlich. Zu einer länger dauernden Unterhaltung war er kaum heranzuziehen, da er in mürrisch depressiver, stumpf ablehnender Stimmung sich nicht dazu herbeiließ.

Vom 22. 11. — 27. 11. 1927 wurde F. einer Nachuntersuchung unterzogen. Die Frau schilderte, daß der Mann sich zu Hause ausgezeichnet erholt habe. Er sei ein braver, guter, fleißiger Mensch. Es sei aber auffällig an ihm, daß man immer sehr viel Mühe habe, ihn morgens aus dem Bett herauszubringen und an die Arbeit zu stellen. Wenn man ihm dann sage, was er schaffen solle, tue er alles, nur spontan kümmere er sich kaum darum. Im September und Oktober habe er plötzlich über vorübergehendes Schwindelgefühl und über Doppeltsehen geklagt. Einige Tage lang habe er zur selben Zeit auch Beschwerden vorgebracht, daß er starke Schmerzen in beiden Waden habe. Manchmal verliere er jetzt den Urin. Er sei vergeßlicher geworden und auch unsicherer insofern, als er manchmal sich in seiner Landwirtschaft nicht mehr zurechtfinde, z. B. nicht wisse, welche Arbeit man im

Augenblick tun müsse. Am auffälligsten sei aber, daß man ihn zu allem anstellen müsse, während er früher sich um alles von selbst gekümmert habe. Er lese die Zeitung, behalte auch, was er gelesen habe. Er unterhalte sich angeregt, wenn man ihn über irgendein Thema anspreche, jedoch von selbst rege er sich kaum.

F. selbst brachte im wesentlichen dieselbe Schilderung vor, wie seine Frau sie gab. Er klagte darüber, daß er so sehr ruhig und so energielos geworden sei. Er habe zwar zu Hause fest gearbeitet, doch sei er morgens außerordentlich müde und komme kaum aus dem Bett. In der Unterhaltung war er ruhig, affektiv deutlich abgestumpft, wirkte schlaff und energielos, wie geschoben. Er ließ sich aber auf eine Unterhaltung ein und war dann auf die Dauer recht anregbar und dabei auch erheblich frischer. Seine Vorgeschichte, alle verlangten Daten hatte er zur Verfügung, rechnete auch gut, gab gut über Schulkenntnisse und dergleichen Auskunft, löste auch ihm gestellte Aufgaben recht gut. Jedoch ging alles sehr langsam. Er selbst meint, daß er viel mehr Zeit brauche als früher. Wenn man ihm nicht Zeit lasse, dann gehe alles nicht. Paßte man sich aber seinem Tempo an, so erklärte er z. B. Sprichwörter sehr gut, erzählte Fabeln mit richtiger Sinnerfassung gut nach, rechnete ordentlich, löste praktische Aufgaben, sowie Unterschiedsfragen und dergleichen. Er selbst gab an, daß er alles tue, was seine Frau ihm sage, er verlasse sich ganz darauf. Über seine Krankheit war er völlig orientiert, wußte, daß es sich um eine Gehirnkrankheit handelte, und daß diese mit der luetischen Infektion in Zusammenhang stand. In Gesprächen darüber war er sichtlich sehr depressiv, weinte und meinte, das habe er doch nicht verdient. Auch daß er mehrfach den Urin verloren hatte, machte ihm Sorgen und war ihm äußerst unangenehm. Immer wieder stellte sich heraus, daß, wenn er angeregt wurde, bei ihm alle Intelligenz- und Gedächtnisfunktionen sehr gut funktionierten, wenigstens was den älteren Besitz anging. Über die Ereignisse der letzten Zeit war er kaum orientiert, ging in Gesprächen aber darauf ein, fragte und zeigte Interesse dafür. Sich selbst überlassen, war er wieder unspontan, abgestumpft und wirkte dann wie eine schwere Demenz. Sicher ist, daß er der Arbeit zu Hause nicht in so erheblichem Maße gerecht würde und wohl auch noch mehr „versacken" würde, wenn er nicht eine so äußerst aktive, bewegliche Frau hätte, die sich außerordentlich um ihn kümmert.

Es stellt eine Eigentümlichkeit bei beginnenden Paralysen dar, daß diese Bewußtseintrübung nicht abhängig ist von Anfällen oder schwereren Herderscheinungen oder mit ihnen kombiniert sein müßte. Wohl trifft man häufig anamnestisch auf anfallsweise auftretende schwere Kopfschmerzen. Man wird also die Bewußtseinsveränderung als Ausdruck der Allgemeinschädigung des Gehirns durch den paralytischen Prozeß auffassen müssen. Wie aus den noch folgenden Schilderungen hervorgeht, kann hinter der Dösigkeit die „Demenz", der eigentliche Abbau des Patienten lauern, ohne daß er während des Zustandes veränderten Bewußtseins streng faßbar wäre. Auch hier hat man zunächst einen Faktor vor sich — die Bewußtseinstrübung —, der nicht primär ein konstitutives Moment der Demenz ist. Der Klarheitsgrad des Bewußtseins stellt vielmehr einen Faktor dar, der eine Vorbedingung für die übrigen psychischen Funktionen ist. Sekundär zieht seine Veränderung auch eine Lahmlegung, Veränderung der anderen Funktionen nach sich. Weicht die Trübung, dann erst kann ein Urteil über den Demenzgrad oder über ihr Vorhandensein überhaupt gefällt werden. Auch hier zeigt sich wie bei anderen Syndromen, daß vor allem während der Fieberbehandlung der eigentliche Zustand der Patienten erst deutlich wird.[1]).

[1]) Wir bekennen uns hier lediglich aus klinisch-praktischen Gründen zu einer Bewußtseinspsychologie, die das Bewußtsein als isolierbare Funktion sieht und es nicht als Resultante einer Reihe anderer psychischen Funktionen gelten läßt. Hervorgehoben sei, daß JASPERS ausdrücklich beiden Anschauungen, die auch in der heutigen Psychologie noch kontrovers sind, einen relativen Wahrheitswert zuerkennt.

Pönitz hat für die benommenen Paralysen den Ausdruck „pseudodement“ gebraucht, um damit anzuzeigen, daß die Patienten nur dement erscheinen, es aber in Wirklichkeit nicht — wenigstens nicht immer — sind. Diese Verwendung eines für ganz andere Syndrome in der Psychiatrie bisher bestimmt gewesenen Begriffes erscheint uns nicht empfehlenswert. Bostroem mißt den Bewußtseinsänderungen bei Paralysen einen hohen klinischen Wert bei. Ältere Paralysen, paralytische Endzustände weisen fast alle Bewußtseinsveränderungen auf; Für die beginnenden Paralysen gilt das nicht, wenn auch ein relativ hoher Prozentsatz der Paralysen im Beginn unter die Syndrome zu rechnen ist, bei denen Veränderungen des Bewußtseins dem klinischen Bilde den Hauptakzent verleihen.

Die Art der Ablaufs- und Verarbeitungsweisen selbst wechselt in der formalen Struktur. Während der eine Fall in seiner Dösigkeit ungehemmt und produktiv ist, dabei ins einfache Assoziieren geratend aneinanderreiht oder einfallsmäßig daherschwätzt, ist ein anderer mehr gehemmt, wie gelähmt. Ebenso wechseln auch Stimmungslage und sonstiges affektives Verhalten. Meist ist es ausgesprochen schwankend, doch trifft man gerade bei den einfach Dösigen auf eine Art starrer, schwankungsloser, fast „gläserner“ Euphorie, die uns fast spezifisch paralytisch zu sein scheint.

b) Die Verworrenen.

Diese Fälle schließen sich zwanglos an den vorigen Typus an. Bei ihnen ist es nicht nur die Bewußtseinstrübung, die das klinische Bild charakterisiert, sondern auch die Änderung der übrigen psychischen Funktionen. Während bei den einfach Dösigen die formalen Gesetze des Denkablaufs z. B. noch relativ einfach sind, sich nach wenigen Schematen abspielen, ist die Sachlage hier viel komplizierter. Die Umstrukturierung des Bewußtseins und aller psychischen Funktionen ist eine erheblich weitergehende und auch bedeutend unklarere. Unter diesem hier gemeinten Typus sind die amentiellen Bilder und alle, die klinisch das Zustandsbild der Verworrenheit bieten, vereinigt. Wir trennen sie hier nicht noch feiner voneinander, da diese Zustandsbilder bei den Paralysen allzu schwankend und in ihren Grenzen zu fluktuierend sind. Lediglich auch an sich klinisch fester abgegrenzte exogene Reaktionstypen, die noch folgen, sondern wir noch aus. Die tiefere Benommenheit der Patienten, die Inkohärenz des Gedankenganges, das ausgesprochen schwankende Verhalten sowohl der Affekte als auch der Bewußtseinstrübung selbst, die Unmöglichkeit, die Patienten noch durch Fremdhilfe herauszureißen, wie auch das Auftreten halluzinatorischer, wahnhafter Erlebnisse läßt die hier gemeinten Fälle von den dösigen ebenso gut trennen wie von den nachfolgenden, klarer strukturierten, exogenen Reaktionstypen.

Fall 25. M. W., geb. 15. 7. 87.

Der Vater starb an einem Magengeschwür. 6 Geschwister sind alle intelligente, bewegliche, lebenstüchtige Menschen.

M. selbst war als Kind schwächlich und kränklich, kräftigte sich aber während der Schulzeit ganz erheblich. Er besuchte das Realgymnasium, machte das Einjährige, ging dann in die kaufmännische Lehre. Nachdem er längere Zeit bei einer Versicherungsgesellschaft tätig gewesen war, diente er von 1908—1910; im 2. Jahr wurde er Unteroffizier. Nach der Militärzeit war er als Kaufmann in einem Baugeschäft tätig.

1914 rückte er als Feldwebel ins Feld und blieb bis 1917, zuletzt als Leutnant und Kompagnieführer, draußen. 1917 kam er wegen Grippe ins Lazarett; damals wurde er wegen positiven Blutwassermanns mit Salvarsan behandelt. Die Infektion selbst hatte er sich mit 18 Jahren im Jahre 1905 zugezogen, habe ein Geschwür am Glied gehabt, sei aber lediglich mit Spülungen behandelt worden. Im Lazarett ergaben sich keine sonstigen Anzeichen für eine Lues. Nachdem er 1918 zur Rekrutenausbildung verwendet worden war, wurde er Ende des Krieges entlassen.

Februar 1918 heiratete er. Die Frau ist gesund, 1 Kind ist totgeboren, 1 lebt und ist gesund. Seit 1919 ist er in einem Sägewerk angestellt, wo er zuletzt Prokurist war.

Die Frau schildert die Ehe als sehr gut, M. war nüchtern, im Geschäft sehr tüchtig und fleißig. Er war immer ein etwas ernster Mensch mit sehr gefestigten Lebensanschauungen, der bei den Arbeitern wegen seines Verständnisses und der Mühe, die er sich für sie gab, beliebt war. Um seine Familie war er sehr besorgt, beriet aber alles mit seiner Frau, ließ sich gerne Ratschläge geben.

Seit den ersten Augusttagen war M. gegen früher völlig verändert. Er klagte einige Tage lang über Schwindelanfälle, und dann merkte man, wie er unklarer wurde und nicht mehr ganz bei sich war. Er konnte einfache Rechnungen nicht mehr zustande bringen, warf alle Ereignisse durcheinander, hatte auch merkwürdige Einfälle; so ließ er plötzlich alles mögliche Holz zusammenschleppen, um es zu zersägen oder es verbrennen zu lassen. Am 10. 8. fiel er plötzlich um, war tiefblau im Gesicht, zuckte aber nicht. Lag einige Minuten völlig bewußtlos. Er war darnach wieder bei sich, weinte aber über eine halbe Stunde lang hemmungslos vor sich, ohne daß man ihn beruhigen konnte. Seit diesem Anfall merkte man auch, daß die Sprache sich erheblich verschlechtert hatte.

M. wurde hier vom 13. 8.—6. 11. 1927 behandelt. Bei der Aufnahme war er dösig benommen, redete verworren mit leerem Geschwätz vor sich hin. Stundenweise war er klarer und gab dann z. B. über seine Vorgeschichte sehr gut Auskunft. Jedoch mußte man ihn immer wieder auf ein Thema fixieren, weil er sonst abschweifte und einfallsmäßig vor sich hinredete. Er war auch dann in den klaren Stunden nur äußerst schwer von einem Thema auf ein anderes umstellbar. Ging man bei Leistungsprüfungen von einer Aufgabe zu einer anderen über, so perseverierte er deutlich. Stimmungsmäßig war er meist bland, leer, ohne besondere affektive Resonanzen. Zu Zeiten, in denen er klarer war, war er hie und da auch explosiv erregt oder hemmungslos euphorisch.

Der interne Befund ergab eine erhebliche Aortenverbreiterung und ein Aortenvitium. Pupillen waren beide verzogen, die linke weiter als die rechte; die linke Pupille war lichtstarr, während die rechte prompt, aber wenig ausgiebig reagierte. Die Konvergenzreaktion war erhalten. Am Augenhintergrund waren beide Papillen etwas blaß. Am Reflexensystem fand sich nichts Besonderes. An den Innenseiten beider Oberschenkel fanden sich kleine Bezirke, in denen spitz und stumpf nur unsicher unterschieden wurde. Es bestand deutlicher Händetremor und schwere Sprachstörung.

Die WaR. im Blutserum fiel positiv aus, ebenfalls im Liquor bei 0,2 (Lumbalpunktion). Ammonsulfat-Reaktion positiv, Eiweiß nach Nissl: 4 Teilstriche. Zellenbefund: 33.

M. wurde zuletzt hier mit Malaria geimpft, doch mußte nach 4 Fieberzacken am 28. 9. die Malariakur abgestoppt werden, da M. dauernd kollabierte. Er wurde daraufhin mit Recurrens geimpft und machte 7 Zacken durch. Die letzte Zacke war am 28. 10., worauf das Fieber spontan aussetzte. Besonders während der Malariabehandlung war M. dauernd tief dösig, abgesunken und delirierte während der Zacken deutlich. Er drängte dann unruhig hinaus, bastelte an sich und an seiner Bettdecke herum, redete von Fäden, die ihm in die Hände gewickelt werden, sah lebende Bilder an der Wand. Während der Recurrensbehandlung war M. ruhiger, die Bewußtseinstrübung schwand völlig, er war dauernd plump euphorisch. Er zeigte dabei keinerlei Krankheitsgefühl und Krankheitseinsicht.

Bei seiner Entlassung war er in seinem Allgemeinverhalten plump vertraulich und dauernd euphorisch. Alle Unterhaltungen über seine Erkrankung lehnte er lachend ab und scherzte in grober Weise dabei über seine alte Syphilis. Stereotyp brachte er Klagen vor, daß sein Glied verschwollen sei und zeigte, ohne auf seine Umgebung die geringste Rücksicht zu nehmen, die angeblichen Veränderungen seines Genitales immer wieder vor. Dabei war er noch äußerst ermüdbar, so daß intensivere Intelligenzprüfungen mit ihm nicht vorgenommen werden konnten. Es ergabsich bei kurz dauernden Fragen und Aufgaben immer wieder, daß er überraschend gut auffaßte und verarbeitete.

Eine Nachuntersuchung am 27. 3. 28 ergab, daß er zu Hause geradezu unerträglich war. Er war grob, reizbar, ungemein rechthaberisch, von sich eingenommen.

Er war Zuspruch und Belehrungen in keiner Weise zugänglich. Bei der Unterhaltung schimpfte er auch sofort hemmungslos darüber, daß er in seinem alten Geschäft nicht mehr beschäftigt werde. Er hatte nicht die geringste Einsicht in seine Veränderung, hatte nicht das geringste Krankheitsgefühl. Seine Stimmung war deutlich bland-euphorisch mit hie und da plötzlich unvermittelt anspringender, mürrischer, sthenisch-grober Gereiztheit. Seine Intelligenzfunktionen waren überraschend gut intakt, so daß sich objektiv keinerlei Defekte festlegen ließen. Über seine ehemalige Berufstätigkeit gab er z. B. über alle Einzelheiten tadellos Auskunft. Wohl war deutlich, daß er einen gewissen Zug zur Großmannssucht zeigte; so behauptete er, das Geschäft sei viel zu klein aufgezogen, wenn man ihn einstelle, würde er die ganze Sache auf eine größere Basis stellen, ohne daß man aber hätte sagen können, seine vorgebrachten Vorschläge wie Waldaufkäufe, Modernisierung der Sägeanlage usw. seien an sich unsinnig, zumal die Besitzer als kapitalkräftig gelten.

Nach brieflicher Auskunft vom 3. 9. 28 hatte sich M. in der Zwischenzeit nicht mehr verändert. Er war nicht schlechter, aber auch keine Spur besser geworden. Die Frau schildert das Zusammenleben mit ihm als kaum erträglich. Während er an sich durchaus die Fähigkeiten hätte, seinem jetzigen Posten als Reisender gerecht zu werden, verderbe er sich alles wieder durch die Art seines Benehmens. Lediglich die Sprachstörung hatte sich erheblich gebessert.

Fall 26. S. R., geb. 10. 7. 1895.

S. stammt aus gesunder Familie. Aus der weiteren Vorgeschichte der Familie, insbesondere der Geschwister ist nichts Besonderes herauszustellen. S. selbst entwickelte sich normal und war ein sehr guter Schüler. Später erlernte er das Schreinerhandwerk.

Er galt als ruhiger Mensch, der sehr fleißig war und vorankommen wollte. Seinen Beruf beherrschte er sehr gut. Er war zwar gern unter Menschen, ohne aber besonderen Wert auf Gesellschaft zu legen. Er war immer guter Stimmung und im allgemeinen ein heiterer Mensch. Während des Krieges tat er seine Pflicht, ohne aber den Drang zu haben, sich besonders auszuzeichnen. Andererseits nahm er seine soldatischen Pflichten auch sehr ernst. Seine Frau schildert ihn als einen leicht umgänglichen Menschen, der zu Hause zwar Herr sein wollte und etwas rechthaberisch war, vor allen Dingen aber dann, wenn man ihn bei Angelegenheiten, in denen er sich auf seine Meinung versteifte, durch ein Scherzwort reizte.

Im November 1914 wurde er eingezogen und war während des ganzen Krieges im Feld.

1918 luetische Infektion. Er wurde 3 Wochen nach der Infizierung im Lazarett mit Salvarsan und Quecksilber behandelt.

Nach dem Kriege nahm er seine Arbeit in der häuslichen Schreinerei wieder auf, wo er mit seinem Bruder zusammen arbeitete. Seit 1920 ist er verheiratet. Seit März 1926 fiel der Frau eine Veränderung ihres Mannes auf. Er war viel rührseliger als sonst, weinte vor allen Dingen abends viel ohne zu wissen warum. Er klagte über Unruhe und Angst und wollte nicht allein sein. Im Geschäft wurde er immer unbrauchbarer und machte alle Dinge verkehrt. Nachts schlief er schlecht und unruhig und klagte über Kopfschmerzen. Er wurde eigentümlich hastig und fahrig und sehr vergeßlich.

Am 13. 4. 1926 wurde S. erstmals hier aufgenommen und zunächst bis zum *14. 7. 1926* behandelt. Nach seinen Angaben merkte er seit 4 Wochen, daß er nicht mehr so arbeiten könne wie früher. Er ermüdete leichter, sein Gedächtnis ließ plötzlich nach. Es fiel ihm selbst auf, daß er allerlei verkehrt machte, und daß er im Geschäft nichts mehr allein habe fertigmachen können. Er verwechselte die einzelnen Teile der Möbelstücke, mit nichts sei er mehr fertig geworden, nichts sei ihm von der Hand gegangen. Er habe nicht mehr klar denken können, wie die einzelnen Teile zusammengehören, sondern habe nur immer herumgestanden und geheult. Er sei viel aufgeregter als früher, habe so ein Unruhegefühl in sich, sei ängstlich, ohne zu wissen, warum. Seit 3 Wochen habe er jeden Verkehr mit seiner Frau aufgegeben, da er nicht mehr könne.

In der Unterhaltung war er ungemein hastig und fahrig. Er zeigte ein schweres, deutliches Krankheitsgefühl, war sehr einsichtig für seine Veränderung, wußte, daß er anders geworden sei als früher und sich nicht mehr auf sich selbst verlassen könne. Eine leichte motorische Unruhe bestand bei ihm sehr deutlich: Stets machte er sich mit seinen Händen etwas zu schaffen, zupfte an seinen Kleidern, spielte mit den Fingern und dergleichen. Auch kam er mit leichten Beeinträchtigungensideen: In den letzten Tagen hätte er auf der Straße bemerkt, daß die Leute seine Krankheit wahrnahmen und ihn deshalb anschauten. Er war deutlich ängstlich, schaute häufig um sich, drängte bei der Untersuchung hinaus und ins Bett, wirkte leicht gespannt. In der Unterhaltung versagte er bei der Herausgabe seiner Vorgeschichte zunächst völlig. Wenn man ihn aber sehr ruhig nahm, ihn durch Fragen lenkte und ihm Zeit ließ, brachte er alle verlangten Daten zusammen. Ebenso war es bei allen übrigen mit ihm angestellten Prüfungen. Zunächst schwätzte er einfach fahrig daher, brachte nichts zusammen, hatte angeblich eine Geschichte völlig vergessen und warf sie auch ganz durcheinander. Redete man ihm aber gut zu, beruhigte ihn und riß ihn aus seiner Dösigkeit und getriebenen Ängstlichkeit heraus, so ging alles völlig glatt, er zeigte dann eine tadellose Sinnerfassung, hatte Interesse z. B. an den zu reproduzierenden Erzählungen, erklärte sehr gut und hatte auch sein Schulwissen präsent.

Die dösige Ängstlichkeit beherrschte ihn aber dagegen völlig, wenn man ihn allein ließ, wenn er z. B. auf der Abteilung im Bett lag. Es blieb dann aber immer noch ein deutliches schweres Krankheitsgefühl bei ihm bestehen.

Die körperliche Untersuchung ergab Anisokorie, linke Pupille > rechts, linke leicht verzogen, minimale Lichtreaktion, Konvergenzreaktion positiv. Patellar- und Achillessehnenreflexe kaum auslösbar. An Armen und Beinen leichte Ataxie. Empfindung für Spitz und Stumpf an der Innenseite beider Beine in der Höhe der Patella und am linken äußeren Fußrande aufgehoben. An den gleichen Stellen ist auch die Temperaturempfindung sehr ungenau.

Die Wassermannsche Reaktion im Blut fiel positiv aus. Ebenso die Ammonsulfatreaktion im Liquor (Lumbalpunktion). Eiweiß nach Nissl: $6\frac{1}{2}$ Teilstriche. Zellen: 192/93. Wassermannsche Reaktion bei 0,2 positiv. Deutliche Sprachstörung.

Am 14. 5. 1928 Recurrensimpfung. Bis zum 29. 6. 1928 6 größere Fieberzacken, dann spontanes Aussetzen des Fiebers.

Während der Kurperiode getriebene deutliche Angst mit hie und da durchbrechender Euphorie. Ungemein hastig, fahrig im Sprechen und in allen Bewegungen. Klagte immer wieder darüber, daß er so unruhig und ängstlich sei, so wirr und benommen im Kopf, er wisse selbst nicht, warum. Er könne sich nicht zurechtfinden. Macht deutlich einen ratlosen Eindruck. Fixiert man ihn scharf, kommen immer wieder erstaunliche Leistungen zustande. So rechnet er dann ausgezeichnet, löst alles optisch Gebotene tadellos auf, reproduziert alles, was er gesehen hat, ist über seine Umgebung völlig orientiert. Ist nur spontan ganz unfähig, sich einzustellen, muß durch Fragen und Ermunterungen dauernd angehalten und gestützt werden. Gerät von sich aus in ein hastiges, fahriges Geschwätz. Alle Leistungen gelingen nur, wenn man ihm gewissermaßen die Zügel hält.

Während der letzten Fieberzacken war er delirant verwirrt, zupfte an seiner Bettdecke herum, meinte, er sei in seiner Schreinerei, redete vom Felde, befand sich anscheinend in der Kriegssituation.

Am 8. 7. 1926 zeigte sich Patient bei einer längeren Unterhaltung viel erholter. Er war aber immer noch etwas fahrig. Deutlich bestand eine leichte Beeinträchtigung und Neigung zu Mißtrauen. Er war unruhig und begann zu weinen, als er bei einer Frage zunächst versagte und war darauf nur schwer wieder zu beruhigen. Sonst fühlte er sich aber im allgemeinen wohler und ruhiger. Er hatte alle Daten seiner Vorgeschichte restlos zur Verfügung, erzählte auch geordnet von seinem Beruf, löste die von ihm verlangten Rechenaufgaben. Reproduktion von Geschichten, sinnvolle Ordnung von Gegenständen war gut.

Am 14. 7. 1926 gab er sich durchaus einfach und natürlich, war ruhig, völlig geordnet, fühlte sich wohl, ganz frei von Angst und Dösigkeit, nur körperlich noch etwas schwach. Der neurologische Befund war unverändert. Sprachstörung bestand noch deutlich.

Vom 5. 12. — 8. 12. 1927 wurde S. nachuntersucht. Die wiederholte Lumbalpunktion ergab positive Wassermannsche Reaktion im Blutserum und Liquor bei 0,6. Die Ammonsulfatreaktion war negativ. Eiweiß nach Nissl: 1 Teilstrich. Zellbefund: 11. Die Goldsol- und Mastixreaktion zeigte Kurve von luetischem Typ. Der neurologische Befund war unverändert, die Sprachstörung bis auf kaum merkbare Reste geschwunden. In der Zwischenzeit machte er eine Bismogenolkur durch.

Er schilderte, daß er zu Hause zunächst noch häufig geweint habe. Dann aber sei er viel ruhiger geworden. Er habe sich viel Sorgen und Vorwürfe seiner Infektion wegen gemacht. Er gab an, daß er auch seine Frau infiziert habe und sich deswegen ebenfalls viel Vorwürfe machte. Über die ergriffenen Maßnahmen berichtete er mit deutlichem Abstand und guter objektiver Überlegenheit. Über seine Krankheit war er völlig im klaren. Er habe darüber nachgelesen und auch in der Zeitung einen Artikel über die Fieberbehandlung der Paralyse gefunden, „das sei doch seine Krankheit". Mit dem Gehirn könne die Krankheit wohl etwas zu tun haben, denn er habe doch damals seine Sinne nicht beisammen gehabt, als er hier sei gewesen. Der depressive Affekt, in den er bei dem Gespräche über seine Krankheit geriet, wirkte auffällig lange nach. Trotz mehrmaliger ablenkender Fragen war er nicht recht herauszubekommen. Patient wurde noch ablehnender, drängte selbst auf Schluß der Unterhaltung, meinte, daß er jetzt ganz aus dem Ding heraus sei.

Sonst erzählte er äußerst komponiert und ungewöhnlich regsam auf alles eingehend von seinem Geschäft, interessierte sich für alles. Über die letzten Zeitereignisse war er gut orientiert und zeigte gute Kritik. Seiner Arbeit könne er noch nicht so gerecht werden. Sie strenge ihn kolossal an, er werde sofort müde. Dann sei ihm alles gleichgültig. Er sei dann so wurstig und habe zu nichts mehr Lust. Hin und wieder habe er mehr getrunken als früher, könne es aber nicht mehr vertragen, er sei dann furchtbar aufgeregt. Seitdem er wisse, daß die Arbeit ihn so sehr anstrenge, könne er sich gar nicht mehr dazu bringen, sie überhaupt zu versuchen. Dazu schilderte auch die Frau, daß er zu Hause sehr erregbar sei, dann leicht hemmungslos schimpfe, auch tätlich werde, was ihm aber hinterher immer sehr leid tue. Wenn er an seine Krankheit erinnert werde, sei er immer traurig und verstimmt, spreche dann stundenlang kein Wort. Man merke ihm an, daß er sich Mühe gebe, aus seiner Erregbarkeit bzw. Traurigkeit herauszukommen, es gelänge ihm aber nicht. Mit der Arbeit ginge es nicht. Er wisse zwar über alles Bescheid, erlahme aber sofort und klage darüber, daß er hilflos und völlig kaputt sei.

Vom 22. 5. 1928 — 30. 5. 1928 wurde S. erneut nachuntersucht. An körperlichen Beschwerden klagte er über hie und da einsetzende erhebliche Gliederschmerzen an Füßen, Hüften und Schienbeinen. Einmal habe er einen ganz kurz dauernden Schwindelanfall gehabt, es sei ihm ganz schlecht zumute gewesen. Sonst gehe es ihm körperlich gut. Den Schilderungen seiner Frau nach arbeitet er wieder, nur nicht mehr in dem Maß und Tempo wie früher. Er sei in der Arbeit langsamer und könne auch schwere Arbeit nicht mehr leisten, weil er sich dann hinterher vollkommen erschöpft und kaputt fühle. Er sei erregbarer als früher, leichter gereizt, lasse sich viel weniger sagen, er wolle immer alles besser wissen. Tatsächlich war S. äußerst selbstgerecht, betonte, daß ihm keine Arbeit zu viel sei. Wenn er Arbeit habe und diese leisten könne, arbeite er immer. Er wisse auch nicht, ob er denn immer die Schuld trage, wenn es zu Hause Differenzen gäbe, man habe doch das Recht, sein Essen zu verlangen, wenn man tagsüber gearbeitet habe; wenn dann nicht für einen gesorgt werde, werde man verständlicherweise erregt, man könne sich doch schließlich nicht alles bieten lassen, alles habe seine Grenzen. Letztlich liegt seiner Meinung nach alles an der Schuld der Frau. Er gibt auf energisches Vorhalten aber dann doch zu, daß die Frau es viel schwerer habe, bleibt aber dabei, daß trotzdem die Differenzen nicht durch ihn kämen. Dabei bedauert er sich selbst, es treten ihm vor Selbstmitleid die Tränen in die Augen.

Er wirkte wie ein persönlichkeitsveränderter Trinker. In der Stimmung war er leicht euphorisch, dabei aber labil, erregbar, uneinsichtig für seine Hemmungslosigkeit und seine momentane Verfassung, während er für seine abgelaufene Erkrankung, die er eben im wahren Sinne des Wortes für abgelaufen hielt, einsichtig war.

c) Die Deliranten.

Als exogene Reaktionstypen führen wir weiter den deliranten und amnestischen Symptomenkomplex auf.

Unter die *Deliranten* zählen wir die Fälle, bei denen die Halluzinationen, ihre Plastik und ihr Realitätswert ebenso wie das Schwanken und Ineinanderübergehen von Realität und halluzinierter Situation stark im Vordergrund stehen.

Als *amnestischen Symptomenkomplex* lassen wir das Bild der KORSAKOFFschen Psychose gelten. Ich selbst habe mich früher um die Psychopathologie dieses Syndroms bemüht und in weiterem Ausbau der Arbeiten von BONHÖFFER, PICK und GRÜNTHAL vor allem aufzuzeigen versucht, daß es eine ganz bestimmte Art der Veränderung aller Ablaufs- und Verarbeitungsweisen ist, die diesem Symptomenkomplex seine besondere Struktur verleiht. Kurz zusammengefaßt handelt es sich darum, daß alle Beziehungen, die der Kranke setzt, nur sehr einfacher Natur sind. Nur jeweils wenige Glieder werden zu Gesamtgestalten zusammengefaßt, alles übrige an Erlebnissen bleibt verschwommen, nur situative Auskleidung. Einmal gesetzte Komplexe werden festgehalten und nicht abgewandelt. Der „Hintergrund" der Erlebnisse kann nicht organisiert werden, nicht zum Bewußtseins-„Vordergrund" herangeholt und gestaltet werden. Die einmalig gesetzten und fest gestalteten Komplexe tauchen immer wieder auf, das heißt — äußerlich beschreibend gesehen —, der Patient perseveriert. Alles übrige zerfällt sofort wieder. In diesem strukturellen Bild wird man die „Merkfähigkeit" bzw. ihre Herabsetzung, die in der älteren Psychopathologie eine sehr große Rolle spielt, als wichtige oder, wie es früher war, sogar wichtigste Funktionsänderung beim amnestischen Symptomenkomplex vielleicht vermissen. Jedoch sind wir der Meinung, daß die „Merkfähigkeit" als Funktion, nur prüfbar als Fähigkeit zur Reproduktion, wie Kurt SCHNEIDER hervorhob, viel besser durch eine phänomenale Beschreibung und Klarlegung der Ablaufsweisen selbst ersetzt werden kann. Daher sind wir auch in allen Krankengeschichten nicht auf differentere Prüfungen dieser isolierten Funktion eingegangen. Der Nachweis, daß z. B. ein Patient nicht fähig ist, 4 Buchstaben als Gesamtgestalt zu fixieren, sondern Teilglieder zu je 2 Buchstaben bilden muß, besagt für seine Verarbeitungsweise mehr als die Feststellung: die Merkfähigkeit ist herabgesetzt, denn er kann nicht 4 Buchstaben, sondern nur 2 wiederholen. Wie auch sonst müssen wir aber einer eingehenderen Diskussion über derartige psychopathologische Teilfragen bei der wesentlich klinischen Orientierung dieser Arbeit aus dem Wege gehen.

Wir geben für die Typen noch kurz Beispiele aus dem Material.

Fall 27. K. A., geb. 19. 2. 1888.

K. stammt aus gesunder Familie. Von irgendeiner Belastung ist nichts bekannt. Er selbst war als Kind gesund, machte eine normale Entwicklung durch, besuchte erst die Volksschule, dann Präparandie, Seminar und wurde Lehrer. Während des Krieges war er 2 Jahre im Felde ohne Verwundung. Seit 4 Jahren ist er als Lehrer in einer Schule angestellt, die er als Hauptlehrer verwaltet. Verheiratet ist er seit Anfang 1927. Ein später geborenes Kind ist gesund.

Luetische Infektion im Jahre 1918. Damals eine Quecksilberschmierkur. Seitdem nicht mehr behandelt.

K. war bekannt als intelligenter, beweglicher Mensch. Von Jugend auf hatte er vielerlei Interessen. Auch später war er in allerlei Vereinen tätig. Er besuchte nicht nur alle Vorträge und Kurse, die für ihn erreichbar waren, sondern hielt in den Vereinen für Heimatkunde, für Obstbauzucht, für Lehrerbildung usw. auch selbst Vorträge. Er wird als immer heiterer, fröhlicher, beweglicher, für seinen Beruf begeisterter Mensch geschildert. Er hing sehr an seinen Eltern, auch an seiner jungen Frau, die das Zusammenleben mit ihm als ausgezeichnet schildert.

Nachdem er einige Tage über Kopfschmerzen geklagt hatte, jedoch sonst in keiner Weise verändert war, trat plötzlich am 28. 8. 1927 morgens ein Zustand auf, in dem er „wie tot" im Bett lag, dann erbrach. Er war anschließend etwa 9 Tage lang völlig verwirrt, schwätzte — wie die Frau behauptete — dummes Zeug, verkannte seine Umgebung, war nur durch Medikamente ruhig zu stellen, weil er dauernd aus dem Bett drängte. Er war dann wieder klar, klagte aber weiter über Kopfschmerzen und blieb zu Bett liegen.

Am 8. 11. 1927 setzte erneut ein Anfall ein. Er röchelte plötzlich, „das Gesicht war tiefblau", die Fäuste geballt, mit den Füßen trat er nach unten. Dauer des Anfalls wenige Minuten. Nach einer kurzen Pause von ungefähr 15 Minuten erneuter Anfall, der genau so verlief. Er schlief dann mehrere Stunden. Nach dem Erwachen war er verwirrt, lief im Zimmer herum und suchte die Kerle, von denen er meinte, daß sie bei seiner Frau im Bett gelegen hätten. War nur mit Mühe zu beruhigen, drängte dann aber immer wieder hinaus, um die Kerle zu suchen. Er lauschte auf Musik, die er angeblich von draußen hörte, wollte auch Singen hören. Überall suchte er sein Portemonnaie, von dem er glaubte, daß es Diebe ihm gestohlen hätten. Er sah Menschen an der Wand und am Vorhang herumlaufen. Immer wieder drängte er hinaus, wollte hinausstürzen, weil jemand draußen stehe und wurde dabei auch bedrohlich gegen die Frau.

Am 11. 11. 1927 wurde K. in die Klinik eingeliefert und hier bis *zum 20. 1. 1928 behandelt.* Bei der Aufnahme war K. schwer erregt und sichtlich benommen. Er drängte erregt hinaus, war auf der Abteilung so unruhig, daß er nur durch Medikamente einigermaßen im Bett zu halten war. Zeitlich und örtlich war er desorientiert, redete von der Schule, wollte Unterricht geben, verkannte den Arzt als Kollegen, sah an der Wand sich bewegende Gestalten, auch beim Sehen ins Licht sah er allerlei Szenen sich abspielen. Bis zum 18. 11. 1928 verblieb K. in diesem deliranten Verwirrtheitszustand, dann wurde er klarer.

Bei einer Unterhaltung am 20. 11. 1927 war die Bewußtseinstrübung geschwunden. In der Unterhaltung zeigte er sich ungemein schwerfällig, umständlich und erwies sich als deutlich dement. So vermochte er über seine Unterrichtsmethoden nur in äußerst primitiver Weise Auskunft zu geben. Auffällig war auch, wie er bei einem einmal angeschlagenen Thema hängenblieb und daran herum perseverierte. Die Kenntnisse, die man von ihm erfahren konnte, waren nur äußerst dürftig, z. B. in Pädagogik, Geschichte, Deutschunterricht usw. Auch über sonstige berufliche sehr brennende Zeitfragen, z. B. die Simultanschule erging er sich nur in allgemeinen Redensarten, die fast feuilletonistisch wirkten. So erklärte er, er sei für die Simultanschule, um die Kinder an die Gemeinschaft zu gewöhnen; man müsse den Kindern die allgemeinsten Prinzipien des Gesellschaftslebens beibringen, wegen des allgemeinen Verhaltens der Menschen untereinander und zu Gott. Darum sollte man ein solches Leben führen müssen, damit man später, wenn man sterbe, ruhiger und leichter sterben könne. Trotzdem er Vorstand des Obst- und Gartenbauvereins war, vermochte er über die Bodenarten, Baumzucht und dergleichen kaum etwas zu reproduzieren. Dabei bestand eine ruhige, gleichmäßige, blande, nicht eigentlich euphorische Stimmung bei einer allgemein stark ausgeprägten Indolenz und Indifferenz. Solange man noch mit ihm sprach, veränderte sich seine Stimmung nicht eine Nuance. Sobald man etwas schneller sprach, ihn komplizierter fragte, kam er mit seiner Auffassung nicht mit. Ein erhebliches Krankheitsgefühl fehlte. Er klagte lediglich, daß es ihm an den Nerven fehle, an Nervosität. Von einem adäquaten Krankheitsgefühl war keine Rede. Ebensowenig bestand Einsicht für seine erhebliche Niveausenkung.

Körperlicher Befund: Gut genährter typischer Pykniker. Leichte Parese im Gebiet des linken Mundfacialis. Pupillen ungleich, linke kleiner als rechte, träge Lichtreaktion, Konvergenzreaktion erhalten. Patellarsehnenreflexe beiderseits schwer auslösbar. Achillessehnenreflexe fehlen. Armreflexe links lebhafter als rechts. Deutlicher Tremor in den Händen. Keine Ataxie. Zahlenerkennen an Füßen gestört. Sonst keine Sensibilitätsstörungen. Die Wassermannsche Reaktion im Blut fiel positiv aus, ebenfalls im Liquor bei 0,2 (Lumbalpunktion). Ammonsulfatreaktion stark positiv. Eiweiß nach Nissl: 3 Teilstriche. Zellbefund: 12. Deutliche schwere paralytische Sprachstörung.

K. wurde hier einer Malariabehandlung unterzogen und machte 9 Fieberzacken durch. Ab 16. 12. 1927 erhielt er Chinin. Während der Fieberkur war K. völlig geordnet. Wohl aber fiel auch während dieser Zeit schon eine große Schwerfälligkeit, Umständlichkeit und klebrige Breite in den Gesprächen auf.

Auch als er so weit war, daß er nach der Behandlung aufstehen konnte, war die Umständlichkeit und Breite, wie er von allen möglichen Kleinigkeiten erzählte, sehr auffällig. Dauernd ging er dem Arzt nach, hatte noch etwas hinzuzufügen, war kaum zu unterbrechen. In kurz dauernde Unterhaltungen verwickelt, z. B. über Politik, redete er diffus verschwommen und in allgemeinem umständlichem Gerede davon, daß in Deutschland große Unruhe sei, daß die Völker allerlei Geschichten machten, über die augenblicklich zur Frage stehende Vereinfachung der Verwaltung, der Staatenverminderung in Deutschland usw. All dies kam mit einer gewissen „kannegießernden“ Gewichtigkeit heraus. Affektiv und stimmungsmäßig befand er sich dauernd in einer gleichmäßig blanden Haltung, fast ohne die geringste Modulation, man vermochte ihn weder zu reizen, noch zu einem fröhlichen Lachen zu bringen. Noch bei seiner Entlassung war dieser Befund im wesentlichen unverändert. Neurologisch war die Facialislähmung und die Reflexsteigerung im linken Arm zurückgegangen. Die Sprachstörung hatte sich etwas gebessert.

Bei einer Nachuntersuchung am 20. 3. 1928 klagte er darüber, daß er noch etwas vergeßlich sei, sonst aber wieder anfange, sich in Garten und Feld und auch im Beruf zu beschäftigen. Für seinen Zustand war er einsichtig, meinte, daß er eine schwere Gehirnerkrankung durchgemacht habe. Er sei doch ganz durcheinander gewesen. Er fühle auch jetzt noch, daß er noch längst nicht wieder der alte sei. Es gehe zwar alles, aber er brauche viel mehr Zeit und werde körperlich und geistig sehr leicht müde.

Am 3. 7. 1928 wurde K. erneut nachuntersucht. Er hatte körperlich sehr viel zugenommen und wog ungefähr 20 Pfund mehr als vor seiner Erkrankung. Intellektuell wurde nicht mehr die geringste Störung aufgedeckt. Er betätigte sich wieder genau so wie früher, ohne die geringsten Schwierigkeiten dabei zu haben. Lediglich die Sprachstörung machte ihm noch zu schaffen. Bei langem Sprechen werde die Sprache immer schwieriger. Er erzählte davon, daß sein Schlaf noch schlechter sei als früher; besonders wenn er lange gearbeitet oder sich lange unterhalten habe, träume er nachts sehr viel, meist von früheren Ereignissen oder Erlebnissen des Tages. Vom Zusammenhang seiner Erkrankung mit seiner geschlechtlichen Infektion wollte er zunächst nichts wissen. Ebenso hatte er zuerst abgelehnt, daß er eine schwere Gehirnerkrankung durchgemacht hat. Späterhin dann aber fragte er den Arzt spontan, ob nun seine Gehirnerkrankung geheilt und ob seine Syphilis endgültig vorbei sei. Über seinen Schulbetrieb, über alle möglichen historischen Dinge, über Probleme des Unterrichts, der Lehrerbildung usw. gab er restlos und in vollkommen verständiger Weise Auskunft. Es fiel lediglich bei ihm eine gewisse affektive Zähflüssigkeit auf, die auch das einzige Moment war, das seine Frau als Veränderung an ihm schilderte. Er sei nicht mehr so heiter und fröhlich wie früher. Er spreche zwar wieder genau so viel, interessiere sich auch so wie früher, aber er sei nicht mehr so lebendig, nicht mehr so warm wie ehedem.

Nach brieflicher Mitteilung ist dieser Zustand bei K. bis jetzt unverändert geblieben. Er wird seinem Beruf als Lehrer wieder völlig gerecht.

Fall 28. B. E., geb. 14. 9. 1882.

B. stammt aus guten bürgerlichen Verhältnissen. Aus seiner Familiengeschichte ist nichts Wesentliches zu berichten. Er war ein ausgesprochen intelligentes und begabtes Kind. Nach der Volksschule machte er einige Kurse auf einer Kunstgewerbeschule mit, lernte dann als Goldschmied, wobei er aber auch während der Lehrzeit noch Abendschulen, Kompositionskurse und dergleichen besuchte. Er brachte es in seinem Beruf bis zu einer sehr guten Stellung als Kabinettmeister eines großen Betriebes, wo er fast ausschließlich mit Entwurfsarbeiten beschäftigt war. Er galt als sehr geschätzter und weit über den Durchschnitt tüchtiger Arbeiter.

Verheiratet ist er seit 1912. Aus der Ehe stammen 2 gesunde Kinder. Die Frau hat keine Fehlgeburten durchgemacht.

Aktiv gedient hat er nicht. Während der Kriegszeit war er 3 Jahre im Felde. Einmal lag er wegen einer schweren Grippe mehrere Monate im Lazarett.

Luetische Infektion im Jahre 1912. Er habe damals ein kleines Geschwür gehabt, sei aber lediglich mit Aufstreupuder behandelt worden.

B. war ein überall sehr beliebter Mensch. Die Ehe war ausgezeichnet. Er galt als gutmütiger, hilfsbereiter und dabei immer froh und gut aufgelegter Mensch. Für seine Familie sorgte er sehr gut, nahm an seinen Kindern das gößte Interesse. Ebenso war er immer darauf bedacht, sich in seinem Berufe weiter zu bilden. Mit Lust und Liebe konnte er auch zu Hause noch stundenlang zeichnen und entwerfen.

Eine Veränderung fiel seit Oktober 1927 bei ihm auf. Er klagte über Kopfschmerzen und Übelsein. Es sei ihm manchmal so dumm und schlecht zumute. Ende Oktober setzten mehrfach Anfälle ein, bei denen er blaß wurde und für einen Moment ganz in sich zusammensank. Einmal mußte er hinterher erbrechen. Man merkte, daß sich seine Sprache verschlechterte, vor allem im Anschluß an diese Anfälle. Er schlief schlechter und die Frau merkte, daß sein Gedächtnis nachließ. Besonders im Laufe des November 1927 habe sich sein Zustand verschlimmert. Man habe oft das Gefühl gehabt, er sei nicht ganz bei sich. Er habe so eigentümlich starr und leer geguckt, allerlei durcheinander geschwätzt. Manchmal sei er ganz ratlos gewesen, habe z. B. den Weg zur Arbeitsstelle nicht mehr finden können. Im Geschäft selbst habe er alles durcheinander gemacht und auf Vorhaltungen keine Auskunft geben können, so daß man ihn nach Hause und zum Arzt schickte. Im Dezember wurde B. dann in in Krankenhaus eingeliefert, wo er einen verwirrten und benommenen Eindruck machte.

Zur weiteren Behandlung wurde *B. am 10. 1. 1928 in unsere Klinik verlegt und hier bis zum 3. 4. 1928 behandelt.*

Bei der Aufnahme machte B. einen erheblich benommenen, stumpf-dösigen und verwirrten Eindruck. Er war sowohl über seinen Aufenthaltsort wie auch über die Zeit völlig desorientiert. Er meinte durcheinander, er sei im Lazarett, in einem Krankenhaus, redete dann wieder davon, daß er zur Arbeit gehen müsse, um in leichtem Weinen fortzufahren, es sei ihm nicht wohl zumute, er habe Kopfschmerzen, er sei krank. Er war dabei lenkbar, blieb ruhig in seinem Bett, folgte willig allen Aufforderungen, ohne daß es aber möglich war, in einen näheren Kontakt mit ihm zu kommen. Bei der Reproduktion selbst einfachster Geschichten versagte er vollkommen. Es laufe ihm alles durcheinander, er vergesse alles. Dabei geriet er bei der Reproduktion ständig in ein einfaches, dahinplätscherndes Gerede, das sich gewöhnlich um die Dinge drehte, die gerade in seiner Umgebung vorgingen. So z. B. sah er einmal Bücher daliegen und erzählte, daß er sich auch viel mit Büchern beschäftigt habe. Oder er sah Wolldocken zur Farbuntersuchung daliegen und begann von Steinen und deren Farben zu reden. Seine Vorgeschichte brachte er nicht zusammen. Alle Daten warf er völlig sinnlos durcheinander. Im Prinzip verhielt er sich wie nach der Behandlung.

B. wurde hier einer Malariabehandlung unterzogen und erhielt vom 3. 3. 1928 ab Chinin.

Die Behandlung überstand B. sehr gut. Er war ausgesprochen stumpf und still, äußerte spontan kaum etwas, auch kaum einen Wunsch. Von deliranten Phasen während der Temperatur war nichts ersichtlich. Doch wich allmählich die schwere dösige Benommenheit von ihm, so daß er nach Abschluß der Chiningaben deutlich freier war. Er wurde auch lebendiger, lebhafter, wendete sich spontan an den Untersucher mit Fragen über seine Erkrankung, über seine Heilungsaussichten, fragte auch nach seinen Familienangehörigen und nach seinem Geschäft. Bei einer Unterhaltung am 29. 3. 1928 war er über die Zeit seines hiesigen Aufenthaltes nicht orientiert. Auch vermochte er das Tagesdatum nicht anzugeben. Von seinem Sohn behauptete er, er sei 22 Jahre alt und gehe auf die Realschule. Auf den Widerspruch hingewiesen, gab er diesen zu, meinte aber doch, das müßte wohl so sein. Nach seiner Militärzeit gefragt, vermochte er Datum seiner Einziehung, seinen Standort während der Kriegszeit, sein Regiment gut anzugeben. Auch schilderte er korrekt den Rückmarsch 1918 und die Umstände seiner Entlassung aus dem Heeresdienste. Er begann dann dieselben Geschichten noch einmal zu wiederholen, verlor sich in eine Aufzählerei, auf welchen Stellen er überall gewesen sei. Über den Verlauf seiner Erkrankung vermochte er nichts zu sagen. Er habe wohl im Bett gelegen, er solle phantasiert haben. Daß er schon einmal in einem anderen Krankenhause war als dem hiesigen, wisse er nicht. Er behauptete aber gleichzeitig, sein Gedächtnis sei jetzt gut. Darauf hingewiesen, daß er doch anscheinend sehr schlecht denken könne, meinte er, hier gäbe es ja nichts zu denken, hier merke man nur, wenn es Zeit sei zum Essen und zum Schlafengehen. Er habe sich jetzt gewundert, daß sich alles geändert habe. So habe man ihm erzählt, es gebe keinen Kaiser mehr. Von der Revolution habe er auf der Abteilung reden hören, habe aber gemeint, sie schwätzten Unsinn. Kurz darauf meinte er, Hindenburg sei der oberste Führer von der Armee, es frage sich doch noch, ob wir den Krieg gewinnen würden. Darauf auf seine Tätigkeit bei der Firma hingewiesen, erzählte er, wie er nach dem Kriege bei seiner alten Firma wieder eingetreten sei und sprach auch davon, wie während der Inflationszeit das Geschäft nur sehr schwer gegangen sei. Kurz darauf gefragt, wann die Inflationszeit gewesen sei, meinte er, das wisse er auch nicht, zu jener Zeit habe er das gewußt, damals sei das Geld gefallen. Lächelnd meinte er dann hinterher, das sei doch auch jetzt noch so, das Geld falle ja immer weiter, man wisse ja gar nicht mehr, was man dafür kaufen sollte. Bei Bilderklärungen bewies er ausgezeichnete Situationserkenntnis, faßte prompt und sicher auf. Bei Reproduktion kleinerer Geschichten dagegen versagte er vollkommen. So gab er die kleine Erzählung von Fuchs und Krähe wieder: „Die Kinder spielten, da hat der Bube nach dem Käse langen wollen, da ist die Krähe gekommen und ist ihnen ins Gesicht geflogen. Das Kind ist umgefallen. Die Krähe saß auf einem Baume und sagte dazu: Eine Bube und ich habe ihn dagegen geworfen.“ Bei dieser Reproduktion war deutlich, wie er die Geschichte mit einem vorher gebotenen Bobertagschen Bild (Der grüßende junge Mann, der einen Knaben umwirft) zusammenwarf und kontaminierte. Sprichwörter hingegen erklärte er wieder sehr gut. Als man ihm die Heilbronnerschen Bilder bot, deutete er z. B. die Windmühlenreihe: 1. das ist eine Teekanne, 2. eine Teekanne, 3. eine Teekanne und eine Verzierung, 4. das ist gleich, bloß durchgestrichen, die Decke ist weg, 5. eine Teekanne zum Aufmachen, weil unten eine Öffnung ist, 6. es läuft noch so eine Galerie um die Teekanne herum, 7. das ist ein Turm, 8. das ist eine Windmühle, 9. 10. nochmals Windmühle. In seiner Affektlage war B. deutlich leicht euphorisch, dabei freundlich, willig, ungemein zugänglich. Auf der Abteilung war er apathisch, indolent, kümmerte sich spontan um nichts, unterhielt sich auch kaum, sondern saß einfach freundlichl ächelnd herum. In diesem Zustande war B. noch bei seiner Entlassung.

Auch *Nachuntersuchungen vom 15. 11. 1928 und vom 21. 12. 1928* ergaben prinzipiell, daß B. in demselben Zustand war. Er zeigte immer noch deutlich die eben niedergelegten Anzeichen eines schweren amnestischen Symptomkomplexes. Auch sein affektives Verhalten war im allgemeinen unverändert. Lediglich ist hinzugekommen, daß er sich zu Hause wieder mit Zeichnungen beschäftigt, die auch teilweise recht gut sein sollen. Doch ist er gänzlich unfähig, seinem alten Beruf wieder nachzugehen. Er muß gehütet werden wie ein Kind, da er auf der Straße z. B. ratlos herumsteht und sich nicht zurechtfindet. Die Frau klagte darüber, daß er gar kein Gedächtnis habe und alles sofort wieder vergesse. Im allgemeinen wäre er so zu Hause wenigstens nicht schwierig, wenn er nicht seit ungefähr Oktober eine ganz erhebliche Einstellung gegen seinen Sohn entwickelt hätte. Die Existenz dieses Jungen sei ihm ein Dorn im Auge, er könne dem Jungen die schwersten Vorwürfe machen, daß er noch nichts verdiene, zu Hause herumsitze und esse und kein Geld bringe. Er schlage den Jungen oft, so daß — wie die Frau sagt — sie nicht wagt, die beiden allein im Zimmer zu lassen. Hinterher nach seiner Erregung tue es B. immer wieder leid. Er weine sogar oft und klage, daß er nicht wisse, warum er und woher er so aufgeregt sein könne. Er verspreche dann auch immer, sich zu mäßigen. Jedoch vergesse er sich beim nächsten Male ebenso schnell. B. selbst wollte von seiner Einstellung gegen seinen Sohn nichts wissen und suchte das Ganze darzustellen, als handele es sich um Reibereien innerhalb der Familie, die über das übliche und gewöhnliche Maß, wie es immer mal vorkomme, nicht hinausgingen. Im Prinzip waren seine Leistungen und die Art des Ablaufs seiner Funktionen dieselben wie bei seiner Entlassung.

12. Statistik.

Wir geben schematisch eine Statistik, wie unser Material sich auf die einzelnen dargestellten Typen verteilt.

1. Körperlich Gestörte	4
2. Asthenisierte	4
3. Affektiv Veränderte	3
4. Ermüdungssyndrom	3
5. Erschöpfungssyndrom	5
6. Enthemmte	2
7. Depressive	3
8. Hypomanische	3
9. Organisches Syndrom	5
10. Allgemeine Demente	8
11. Einfach Dösige	7
12. Verworrene	6
13. Delirante	2
14. Amnestischer Symptomenkomplex	1
	56

Es ist aus der Tabelle ersichtlich, daß die Dösigen und die Allgemein-Dementen die größere Zahl der Fälle in sich aufnehmen, während die Enthemmten, die Deliranten und das amnestische Syndrom die geringsten Zahlen aufweisen. Man wird daraus schließen können, daß — abgesehen von kurzdauernden deliriösen Zuständen, die auf organische Anfälle folgen — diese letzteren Zustandsbilder, wenigstens als einigermaßen länger dauernde, nicht zum hauptsächlichen, charakteristischen Bilde der beginnenden Paralyse gehören. Wohl vermag die Tabelle ebenso wie der Aufbau der geschilderten Einzelsyndrome zu zeigen, wie sich allmählich der Schwerpunkt der klinischen Bilder und ihre zahlenmäßige Bedeutsamkeit von Störungen des Trieb- und Affektlebens her über Totalveränderungen bestimmter Struktur zur einfachen Demenz und den Bewußtseinsveränderungen hin verschiebt. Insofern erweist sich die Richtigkeit der von Bostroem, Pönitz wieder betonten Anschauung, daß die Bewußtseinstrübungen im klinischen Bilde der Paralyse eine wesentliche Rolle spielen. Gerade die „dementen“, die „kritiklosen“ Handlungen, der Abbau aller sozialen und ethischen Wertfaktoren bei Paralysen ist in ihrem Beginn sicher keine „Demenz“, sondern wohl immer mit Bewußtseinsveränderungen oder affektivem Abbau in Zusammenhang zu bringen. Dabei ist aber unumwunden zuzugeben, daß im Einzelfalle die Trennung dieser beiden Symptomreihen zumal für die Anamnese unmöglich sein kann. Doch sind derartige Schwierigkeiten immer mit einer Arbeitsrichtung verbunden, die größere klinische Gesichtspunkte verfolgt und sich nicht in einzelne Differenzen und Schwierigkeiten verlieren darf. Das macht ihren Wert, aber auch die Relativität ihrer Ergebnisse aus.

III. Die Syndrome nach der Fiebertherapie.

1. Allgemeine Persönlichkeitsveränderungen.

Die Schilderung der psychopathologischen Bilder, die beginnende Paralytiker *nach* der Fieberbehandlung bieten, gestaltet sich einfacher. Wir werden keine Krankengeschichten mehr einzufügen brauchen, da das unterbreitete Material so ausgewählt ist, daß sämtliche in Frage kommenden Typen in den gegebenen katamnestischen Berichten enthalten sind. Wenigstens sind sämtliche bei unserem Material, von dem wir ja die Hälfte niedergelegt haben, beobachteten Syndrome dargestellt. Ausgenommen davon sind nur 2 Fälle, von denen einer zu den Allgemeindementen, der andere zum organischen Syndrom rechnet; diese beiden Patienten fallen unter die ausgesprochen psychotischen Zustandsbilder nach der Therapie, wie sie durch Gerstmann zuerst geschildert worden sind. Doch scheiden wir diese Folgezustände, die einer gesonderten Darstellung in einer größer angelegten klinischen Darstellung dieser Psychosen bedürfen (sie soll im Anschluß an die bisherige Literatur demnächst geliefert werden) hier aus.

Kurz erwähnt sei nur, daß der zum organischen Syndrom rechnende Fall eine Psychose mit vielen schizophrenen Zügen und der andere ein ungemein reichhaltiges Bild bot, in dem nacheinander, phasenhaft, manische, delirante, katatone Zustandsbilder sich abwechselten, bis nach ungefähr 1 Jahr weitgehende Heilung eintrat (von Steiner schon erwähnt).

Weiterhin ist zu betonen, daß sich die Katamnesen über einen Zeitraum von einem halben bis einem Jahr — nur vereinzelt länger — erstrecken. Über die weitere Entwicklung der einzelnen Fälle kann nichts ausgesagt werden. Aber „endgültig" ist ja schließlich ein Heilungserfolg nie und irgendwo muß man, um Diskussionsmaterial zu schaffen, einmal eine Grenze setzen.

Läßt man die katamnestischen Berichte noch einmal vorüberziehen, so wird sofort auffallen, daß die Zustandsschilderungen wesentlich indifferenter sind als die Syndrome des Krankheitsbeginns.

Vor allem — und das scheint uns ein klinisch sehr wesentliches Ergebnis zu sein — wird man ein Syndrom vermissen, daß auch nur einigermaßen reichhaltig Züge der geschilderten organischen Persönlichkeitsveränderung aufweist, die wir als organisches Syndrom bezeichneten. Wohl kommt passager wie bei Fall 27 z. B. ganz kurz nach der Fiebertherapie noch einmal ein derartiges Bild zum Vorschein, um aber dann wieder zu verschwinden. Lediglich der eben erwähnte Fall mit schizophren-psychotischen Zügen weist noch etliche Charaktere des organischen Syndroms auf. Sonst aber ist im allgemeinen gesehen das Zustandsbild der Paralytiker nach der Fiebertherapie wesentlich verschwommener. Uns scheint das Verschwinden des organischen Syndroms bei der Behandlung der Paralyse eine klinische Beobachtung zu sein, die auch z. B. für die Zustandsbilder bei Hirntumoren nach der Operation der genaueren Analyse und Beachtung wert wäre. Vielleicht hat man hier ein Anzeichen dafür zu sehen, daß den Krankheitsbildern alle fokalen Anzeichen genommen sind und lediglich noch Allgemeinerscheinungen übrigbleiben, die in ihrer Struktur viel verschwommener und viel schwerer faßbar sind als die primären Krankheitsbilder. Doch brauchte man den Wegfall fokaler Hirnsymptome noch nicht einmal zu akzeptieren, wenn er auch eine Denkmöglichkeit darstellt. Man könnte sich auch denken, daß zunächst der Organismus mit einem Krankheitsgeschehen weitgehend noch sinnvoll strukturierte Syndrome abgibt — wenn auch nicht, wie die Allgemeindementen zeigen, abgeben muß. Sobald aber in diese noch sinnvolle Ordnung eingegriffen wird, dann verliert das psychopathologische Bild seine Durchsichtigkeit, seine formale Gesetzlichkeit und wird unfaßbarer, unstrukturierter. Natürlich hat diese Abänderung ihre zwei Seiten. Man kann sagen: der Kranke wird weniger leicht auf ein bestimmtes formales Gerüst strukturell beziehbar, ist nicht mehr durch das Netz einer relativ kleinen Anzahl von Verlaufsweisen usw. einfangbar, weil er „normaler" wird, individueller, persönlicher, reicher an Erlebnis- und Verarbeitungsformen. Andererseits wird man auch sagen können, er wird verschwommener, diffuser und nähert sich mehr dem Typus der Allgemeindementen und damit einem Zustandsbild, bei dem eine Paralyse immer mehr der anderen gleicht. Eine strenge Entscheidung scheitert hier an den Umständen, unter denen die Kranken selbst leben. Innerhalb der Klinik ist die Beurteilung kaum möglich, da man den Patienten nicht in seiner Lebenssituation hat. Innerhalb seines altgewohnten Milieus aber treten so viel Auswirkungen der Umwelt an den Kranken heran, so viel soziale Denk- und Reaktionsstrukturen stellen sich ohne sein Zutun wieder her, daß es gerade für die Fälle, auf die es ankommt, die an sich reichhaltig genug sind, zur Unmöglichkeit wird, nun scharf zu trennen: Individualisierung, d. h. Angleichung, Heraufentwickelung zum Normalverhalten? oder Abbau, d. h. weiterer

Rückgang? Gerade die Katamnese wird hier versagen, da abgesehen von gröberen Defekten zwar „Veränderungen" bei feineren, komplizierteren, psychischen Prozessen noch faßbar sind und von den Angehörigen noch geschildert werden können, ohne daß damit aber die theoretische Entscheidung und Beurteilung für den Untersucher möglich würde.

Doch ist festzustellen, daß diese Unterscheidung oder vielmehr die Unmöglichkeit dieser Trennung nur bei den Fällen Schwierigkeiten bietet, die geringgradig, gerade in den feinsten psychischen Reaktionen und Funktionen verändert sind. Im allgemeinen kann aber gesagt werden, daß die Persönlichkeiten der Patienten selbst nach der Therapie geschlossener sind. Doch bedarf auch diese Feststellung wieder einer Umschreibung und Einschränkung.

Die Patienten sind nicht geschlossener in dem Sinne, als seien die Arten und Weisen ihrer psychischen Verläufe durchsichtig und ohne weiteres formal faßbar. Diese Deutung trifft nicht zu; schon das Nichtvorkommen des organischen Syndroms beweist das. Die Patienten wirken aber trotzdem „komponierter", zeigen eine festere „Kontur" auch dann, wenn man sie typologisch z. B. den Allgemeindementen zuweisen würde. Hier treten Momente mit in Aktion, die in ihrem Zusammenwirken sehr schwer faßbar sind.

Zunächst hat man nach der Therapie Menschen vor sich, die sich zwar gegebenenfalls verändert fühlen, die aber nicht etwa in dem Gefühl leben, noch schwer krank zu sein. Vielmehr ist die Krankheit für sie vorüber, auch dann, wenn sie völlige Einsicht in die Art und Schwere ihres Krankheitsprozesses und die Folgeerscheinungen haben, die er bei ihnen gezeitigt hatte. Man hat Schäden davongetragen, die es noch zu beheben gilt, aber man steht wieder auf festem Boden; man steckt nicht mehr in einem Krankheitsprozeß drin, der fortschreitet und dessen Ende man nicht übersieht. Die Phase der eigentlichen Erkrankung ist abgeschlossen.

Weitere Momente ergibt unter Umständen die Wiederherstellung der sozialen Situation, aus der der Patient herausgerissen war und die ihn nun wieder aufnimmt. Das Sichwiederanpassen und Hineinfinden scheint im allgemeinen viel leichter zu wiegen als der umgekehrte Prozeß beim Beginn der Erkrankung, nämlich das Herausfallen, das Gefühl des Immermehrversagens.

Doch klären alle diese Faktoren nicht jenen Eindruck, den man auch bei Paralytikern hat, die ihrem Beruf z. B. als Bureauangestellte nicht mehr gerecht zu werden vermögen, weil sie zu dement sind. Auch der Wegfall aller Bewußtseinsveränderungen genügt nicht, um eine Erklärung dafür zu geben, daß die Patienten viel mehr als Persönlichkeiten wirken und wenn sie noch so verschwommen und unfaßbar in ihren Leistungsdefekten sind.

Die Patienten imponieren einfach mehr als „Persönlichkeiten"; sie sind individueller; wenn sie auch dement sind, so haben sie doch mehr „Haltung", auch dann, wenn dem Beobachter vielleicht zunächst bei der Nachuntersuchung die Distanzlosigkeit, die Unbekümmertheit der Patienten um die Untersuchungssituation auffällt. Diese evtl. abstandslose Bonhommie ist eben zur „Haltung" der Patienten geworden. Auch dann, wenn z. B. das Zustandsbild seine Hauptakzente durch die affektive Unbeherrschtheit, das Unberechenbare aller Entschlüsse, die Unmöglichkeit der Lebenseinpassung erhält, wie bei Fall 24, ist trotzdem der Patient mehr „Persönlichkeit" als vorher. Alles was er tut, ist

„ichhafter" geworden; er selbst steht in all seinem Tun wieder viel mehr darin als vorher. Das was vorher eine ihm selbst nicht adäquate Auswirkung der Krankheit, eine prozeßhafte Veränderung seiner Persönlichkeit war, ist jetzt mehr sein eigenes Ich geworden. Der Patient und seine Änderungen sind zusammengewachsen, einander angeglichen. Das gibt ihm die schärfere Kontur als Persönlichkeit und macht mit allen möglichen anderen Momenten den „komponierteren" Eindruck aus. Man muß solche schon mehr ins Charakterologische und Sozialpsychologische gehörenden Begriffe und Umschreibungen heranholen, da aus individuellen Änderungen des Affektlebens z. B. oder der Intelligenzfunktionen allein diese hier gemeinte Zustandsänderung nicht adäquat abgeleitet werden kann.

Neben diesen angeführten psychologischen Faktoren ist auch noch auf ein nicht etwa weniger wichtiges, sondern — wie es uns scheinen möchte — fast das wichtigste Moment rein biologischer Natur zurückzugreifen. Vergegenwärtigt man sich das Bild, das so häufig Paralytiker bieten, wenn sie zur Nachuntersuchung nach Abschluß der Therapie kommen, so hat man oft sehr gesund und frisch aussehende Menschen vor sich, die ihr Gesundheitsgefühl mit lauten Worten betonen und sich nicht genug tun können in Versicherungen, wie frisch und wohl sie sich fühlen und wie gut es ihnen eigentlich gehe. Dieses primäre, ganz primitive, vitale Gesundheitsgefühl der behandelten Paralytiker scheint uns für die hier in Rede stehende Frage doch von eminenter Bedeutung zu sein. Man hat sogar häufiger den Eindruck, als werde dieses Gesundheitsgefühl überkompensiert, als verlege sich gewissermaßen der Paralytiker allein auf dieses sein vitales, biologisch bedingtes Wohlgefühl, um allen anderen bei ihm sich sonst bemerkbar machenden Veränderungen aus dem Wege zu gehen, also vom Defekt abzusehen. Es ist ohne weiteres erklärlich, daß ein derartiger vitaler Zustand des Wohlbefindens, des Gesundseins für die allgemeine Stellung des Paralytikers im Leben von ganz erheblicher Bedeutung ist. Hinzu kommen nun natürlich wieder Momente rein psychologischer Natur, die einmal die Überkompensation erleichtern, dann aber auch ein derartiges „In-den-Vordergrund-treten" eines Vitalzustandes erst ermöglichen. Selbst nur geringgradige Intelligenzstörungen, nur geringgradige Veränderungen des Affektlebens werden doch für den allgemeinen Lebensraum des Krankgewesenen eine Einengung und Verminderung bedeuten, Momente, die auf der anderen Seite ein stärkeres Herausspringen und In-den-Vordergrund-treten anderer Faktoren wie eben hier des einfachen Vitalzustandes, in erheblichem Maße begünstigen. Daß es sich häufiger tatsächlich um eine Überkompensation, um ein Sichverlegen und Sichhineinsteigern in das Gesundheitsgefühl handelt, kommt bei der Untersuchungssituation recht häufig sehr gut zum Ausdruck. Fragt man den Paralytiker eindringlich nach seinen sonstigen Veränderungen, so wird er kleinlauter, unruhiger, versucht erst drum herum zu reden und gibt dann schließlich zögernd allerlei Angaben über seine Defekte heraus, wobei ihm deutlich anzuspüren ist, wie unangenehm, peinlich ihm diese energische Hinlenkung auf die Symptome des Abbaus seiner Persönlichkeit ist. Sehr gut kommt dann gewöhnlich auch zum Ausdruck, daß es sich nicht etwa um eine primäre Kritiklosigkeit handelt, daß nicht etwa ein Nichtwissen um den eigenen Defekt vorliegt, sondern daß im Grunde genommen eine genauere Selbsterkenntnis sehr wohl möglich ist, und der Paralytiker sehr wohl den Vergleich zwischen seinem augenblicklichen Zustandsbild und seinem früheren Normalverhalten zu ziehen vermag. Die euphorische Grundstimmung als solche vermag diese Sachlage kaum zu erklären. Man wird eher in dieser Stimmungslage einen Ausfluß des angezogenen Gesundheitsgefühls sehen können; zudem braucht diese Stimmungsveränderung auch gar nicht vorhanden zu sein. Es kann eine durchaus blande, indolente Grundstimmung sich mit der umschriebenen, eigenartigen Haltung durchaus vergesellschaften..

2. Die leichten Störungen.

Zunächst ist ausdrücklich festzustellen, daß sich bei genauerer Katamnesenerhebung zeigt: Einen gänzlich unveränderten und restlos wieder zum Normalzustand zurückgekehrten Paralytiker gibt es nicht, wenigstens nicht in unserem Material. Wenn also Bostroem früher die Möglichkeit des restlosen Rückgangs der Demenzerscheinungen der Paralytiker durch die Fiebertherapie bezweifelt hat, so ist ihm darin wohl recht zu geben. Bostroem hat weiterhin der Meinung Ausdruck gegeben, daß feinste psychische Veränderungen sowohl für die Angehörigen wie auch für den Patienten selbst unfaßbar und unmerkbar bleiben könnten. Demgegenüber ist aber wieder zu sagen, daß man doch bei genauestem Nachforschen entweder vom Patienten selbst oder von seiner Umgebung durchaus faßbare und objektivierbare psychische Veränderungen immer aufzufinden vermag, wenn sie auch noch so fein sind.

Ebensowenig wie bei den Syndromen der beginnenden Paralyse sich sämtliche psychische Funktionen einheitlich verändern, sondern der Krankheitsprozeß die verschiedenen psychischen Provinzen in unterschiedlicher Stärke angreift, ebenso vollzieht sich auch die Rückbildung der durch den Krankheitsprozeß gesetzten Persönlichkeitsveränderung uneinheitlich. Man kann also z. B. nachher einen Patienten sehen, der in seinem affektiven, Trieb- und Interessenleben gegen früher völlig zu seinem Normalzustand zurückgekehrt ist, der aber trotzdem noch leichteste Intelligenzstörungen zeigt, die sich dann gerade bei den hochkomplizierten Intelligenzfunktionen bemerkbar machen. Eine Intelligenzstörung bedeutet es natürlich, wenn z. B. Fall 22 weiß, daß er sich bei der geistigen Arbeit mehr zusammennehmen muß, daß er nicht mehr mehrere Dinge nebeneinander erledigen kann. Zweifellos liegen hier Momente einer gewissen Einschränkung, Einengung des intellektuellen Situationsüberblicks, des intellektuellen Gesichtsfeldes und seiner Beherrschung vor.

Andererseits kann man auch Patienten finden, die praktisch genommen intellektuell wieder völlig intakt sind, die ihre geistige Arbeit genau und in demselben Umfange, mit derselben Richtigkeit wie früher erledigen, die aber affektive Defekte aufweisen. So z. B. Fall 9, der gegenüber früher reizbarer und erregbarer geworden ist, aber auch eine Herabminderung seiner ganzen affektiven Reagibilität zeigt, und in Bezug auf seine ganzen Lebensinteressen eingeengter ist. Man betritt mit dieser Interesseneinengung schon ein Zwischengebiet zwischen affektiven und intellektuellen Veränderungen; denn an und für sich wäre es ja durchaus möglich, diese Verkleinerung des Lebensraumes auch aus Intelligenzstörungen abzuleiten. Man könnte sagen: Er wird zwar kraft seiner Intelligenzfunktionen seiner eigentlichen Berufsarbeit noch gerecht, verbraucht sich aber gewissermaßen dabei und hat für die übrigen noch möglichen Gebiete seines Daseins nichts mehr übrig. Bei der Konzentration, dem Sichzusammenreißen auf einem Gebiet wird er empfindlicher für Störungsreize, die von anderen Seiten kommen. Er wird so „reizbar", „nervös", wie z. B. Fall 3. Doch ist aus dieser Ausdrucksweise, zu der man Zuflucht nehmen muß, schon ersichtlich, wie man ohne eine Energiekomponente bei der Erklärung nicht auskommt. Man ist also gezwungen, doch auf Faktoren zurückzugehen, die mehr in das Gebiet der Triebfedern und Strebungen gehören, d. h. mehr ins Biologische hineinreichen. Gegen die Ableitungsmöglichkeit dieser hier gemeinten Einengung des Lebensraumes beim Patienten 9 aus Intelligenzstörungen spricht ja auch die unumstößliche Tatsache, daß sich eben bei seiner Berufsarbeit die Intaktheit aller Intelligenzfunktionen, soweit sie formaler Natur sind, erweist.

Doch kommen auch viel einfacher strukturierte, leichteste affektive Veränderungen zur Beobachtung, für die Fall 10 ein gutes Beispiel bietet. Bei dem sonst im allgemeinen ausgezeichnet intakten Patienten findet sich lediglich eine leichte Euphorie, d. h. eine, wenn auch noch so schwer faßbare, so doch deutliche Veränderung seines gesamten Stimmungsverhaltens. Wir haben vorher schon darauf hingewiesen, daß es sich bei dieser eigenartigen Änderung der Grundstimmung um ein psychisches Symptom handelt, das zu den organischen Persönlichkeitsveränderungen katexochen gehört (Krisch). Man könnte, besonders bei dem hier angezogenen Fall daran denken, daß es das Gesundheitsgefühl wäre, das dieses eigentümliche heitere Stimmungsverhalten nach sich zieht. Jedoch spricht dagegen, daß auch der Krankheitsprozeß als solcher ja eine derartige Umänderung der Stimmung häufig zeitigt. Man wird also doch nicht umhin können, diese wenn auch noch so leichte affektive und stimmungsmäßige Veränänderung als ein Restsymptom des Krankheitsprozesses selbst aufzufassen, also einen Defekt hierin zu sehen.

3. Die eigentlichen Syndrome.

a) Das Ermüdungssyndrom.

Eine einheitliche Gruppe bei der Nachuntersuchung stellen die Patienten dar, die sehr viel Ähnlichkeit mit dem beim Beginn des Krankheitsprozesses auftretenden Ermüdungssyndrom haben. Führt man sich z. B. die Katamnesen von Fall 1, Fall 3, Fall 10 vor Augen, so hat man hier Menschen vor sich, die eigentlich völlig intakt und völlig zum Normalverhalten zurückgekehrt sind. Die hauptsächliche Klage, die sie aber vorbringen, ist, daß sie ermüdbarer geworden sind als früher, daß die Arbeit sie mehr anstrenge, daß sie ihrem Beruf zwar gerecht zu werden vermögen, aber nach getaner Arbeit sich wie zerschlagen fühlen, ruhebedürftiger und schlafbedürftiger geworden sind als früher. Es handelt sich also bei ihnen nicht um irgendwelche formalen Störungen innerhalb ihrer Intelligenzfunktionen oder um affektive Veränderungen, sondern um ein Moment, das tiefer im Biologischen ruht, ja, einen primären biologischen Faktor darstellt — eben die Ermüdbarkeit. Wie schon beim Ermüdungssyndrom dargestellt worden ist, kann unter Umständen dieser Faktor allein zu einem sehr großen Lebenshindernis für einen Patienten werden, wenn es ihm nicht gelingt, eine Berufsarbeit zu finden, die seiner erhöhten Ermüdbarkeit Rechnung trägt.

Nimmt man z. B. an, Fall 10 würde heute vor eine noch kompliziertere Arbeit gestellt, als er bisher schon zu leisten hatte, eine Arbeit, die ihm auch früher in gesunden Zeiten vielleicht einen erhöhten Aufwand an Energie gekostet hätte, so ist ohne weiteres ersichtlich, daß er dann unbedingt zum Versagen verurteilt wäre. Sein augenblickliches Leistungsniveau vermag er noch zu halten, aber das Nachlassen der biologischen Energiespannung, seine erhöhte Ermüdbarkeit hindert ihn, irgendwie noch über sein augenblickliches Niveau hinauszukommen, sich also noch weiter zu entwickeln. Allein schon dieser eine Defekt genügt, um ihn an jeder weiteren Entwicklung seiner Persönlichkeit, an der Vergrößerung seines Lebensraumes zu hindern. Der abgelaufene Krankheitsprozeß verurteilt ihn also dazu, alle verfügbaren Energien dazu zu verwenden, den einmal zur Zeit des Einsetzens der Krankheit erreichten Status zu halten.

b) Die Antriebslosen.

Ebenfalls auf eine biologische Zustandsänderung gehen die Persönlichkeitswandlungen zurück, wie sie Fall 24 zeigt. Bei ihm ist das hervortretende Symptom der Antriebsverlust. Er leistet alles, er kann alles, aber er tut nichts aus eigenem Antrieb. Er ist wie ein Geschobener, der immer auf den Platz hingestellt werden muß, der immer in die Situation, die er auszufüllen hat, hineingedrängt werden muß. Nie aber sucht er aus eigenem Antrieb Aufgaben, Leistungsmöglichkeiten in seinem Lebensraum auf. Diese Zustandsänderung scheint uns theoretisch von größerer Bedeutung zu sein für die Psychologie organischer Persönlichkeitsveränderungen überhaupt. So hat GOLDSTEIN bei Aphasischen z. B. eindringlichst darauf hingewiesen, daß primär das Leistungsvermögen eines derartig Gestörten keinen Gradmesser für sein tatsächliches Leistungsniveau abgeben könne; denn in der entsprechenden Situation, die es herzustellen gelte, habe der Patient ja alles präsent und vermöge der Situation durchaus gerecht zu werden. Dabei darf man aber doch nicht außer acht lassen, daß ein solcher Kranker die Situation aber nicht selbst herstellt, sondern darauf angewiesen ist, von seiner Umgebung, z. B. vom Untersucher in sie eingeführt, auf sie hingelenkt zu werden. Wenn damit auch GOLDSTEINs Ansicht zu Recht bestehen bleibt, daß nicht im Gebiete irgendwie faßbarer formaler Persönlichkeitsveränderungen die hier zugrunde liegenden Störungen zu suchen sind, so bleibt doch, wie unser hier angezogener Fall 10 erweist, ein Störungsmoment übrig, das „tiefer“ in der biologisch-vitalen Schicht der Persönlichkeit vorzufinden ist. Auch mit dem Begriff „affektive Abstumpfung“ wird man der Sachlage nicht gerecht. Denn — um bildlich zu sprechen — noch unterhalb des eigentlichen Affektlebens liegt erst die eigentliche Störung, nämlich im Gebiet der Antriebe überhaupt. D. h. anders ausgedrückt: die Passivität des Patienten, das Fehlen aller Spontanität gibt den wesentlichen Grundzug seiner Persönlichkeitsveränderung ab. Er ist auf Fremdanregung, auf Hilfen, die ihm aus seiner Umgebung, von der Situation her zufließen, angewiesen, ohne fähig zu sein, von sich aus, aus eigenem Antriebe seinen Lebensraum bewältigen zu können. Daß nicht primär im Affektleben der Störungsfaktor liegt, wird noch durch ein weiteres Moment erwiesen. Genau so, wie der Patient, einmal hineingestellt in eine Aufgabe, diese kraft seiner formalen Intelligenzfunktionen gut bewältigt, genau so reagiert er auch in einer gegebenen Situation affektiv durchaus warm, modulierend und lebendig. Aber auch hier ist es so, daß diese Affektäußerungen lediglich eine Beantwortung einer gegebenen Situation darstellen, daß er auch hierfür von der Anregung durch seine Umgebung abhängig ist.

c) Die affektiv Veränderten.

Als besonderen Typus grenzen wir diejenigen Paralytiker ab, die schwerere, ohne weiteres eindrucksvolle affektive Veränderungen ihrer Persönlichkeit zeigen. Natürlich ist das Bild hier nicht einheitlich in dem Sinne, als seien es nun etwa gleichförmige, affektive Störungen, die diese Patienten zeigen. Vielmehr sind die Patienten selbst natürlich untereinander recht verschieden. Das liegt ja schon im Wesen des Affektlebens, seinem Reichtum und der Fülle der Möglichkeiten begründet. Zusammengehalten wird dieser Typus lediglich klinisch dadurch, daß es schwere, die gesamte Persönlichkeit in ihrem Erscheinungsbilde umorganisierende Veränderungen sind, die ihren hauptsächlichen Schwerpunkt in der Affektschicht haben. Neben solchen, die haltungsloser, labiler und in den einzelnen Affektäußerungen flacher geworden sind, wie z. B. Fall 25, stehen andere, die charakteristisch im Sinne einer allgemeinen „Sthenisierung" verändert sind. Hierher rechnet z. B. Fall 26, der in allen seinen primär-sthenischen Affektäußerungen ungebremster, hemmungsloser geworden ist. Die primär asthenischen Affekte verlieren dabei jegliches Gewicht, jede Wirkungsmöglichkeit auf die Persönlichkeit des Patienten.

Patienten dieses Typus zeigen Züge, wie wir sie früher bei der Analyse eines Falles von „Crampusneurose" aufgewiesen haben. Wir haben damals auf die Tendenz jedes Affektes, bis zur größtmöglichsten Höhe seiner Auswirkung fortzuschreiten, hingewiesen. Beim Normalen ist es so, daß derartige bis auf ihren letzten Gipfelpunkt ansteigende Affektwellen nur selten sind, da im allgemeinen ja jede Affektäußerung noch eingelagert bleibt in den Gesamtzustand der Persönlichkeit und auf ein gewisses Maß der Auswirkung innerhalb der Persönlichkeit beschränkt bleibt. Bei den Sthenisierten aber tendiert *jeder* Affekt dazu, die ganze Persönlichkeit in sich aufzusaugen, sie mit sich fortzureißen, sich also ungebremst und hemmungslos auszuwirken. Diese Aufsaugung aller nur möglichen Energie- und Antriebsquoten gibt dem Affekt in seiner Erscheinungsform dann das ausgesprochen Sthenische, das Gewaltsame und seiner Äußerungsform das Maßlose und macht ihn relativ zur Situation inadäquat. Hinzu kommt noch, daß die Patienten „reagibler" geworden sind, d. h. daß die Affekte leichter und unmittelbarer anspringen. Einen Wesenszug organischer Persönlichkeitsveränderung scheint es dabei darzustellen, daß die gegen die Umgebung gerichteten Affekte, also alle die auf Widerstand, Abwehr oder sogar Angriff gehen, erheblich mehr im Vordergrunde stehen als etwa solche, die ein Mitgehen mit der Umgebung, ein Anteilnehmen und Mitfühlen bedeuten. Linien, die diese Art der affektiven Veränderung mit den „Katastrophenreaktionen", wie sie GOLDSTEIN beschrieb, verbinden, sind ohne weiteres deutlich.

Ein Typus zeigt sehr gut die Schwierigkeit, ja Unmöglichkeit, affektive Veränderungen und solche der Gesamtpersönlichkeit auseinanderzuhalten. Fall 2 möchten wir zu diesen „eingengt-hypochondrischen" zählen, bei denen neben faßbaren Affektveränderungen auch solche der ganzen Lebenshaltung eine wesentliche Rolle spielen. Fall 3 bietet ebenfalls Züge des Egoistischerwerdens, der Einengung des Lebensraumes auf die eigene Persönlichkeit.

Herauszuheben ist noch ein besonderer Typus, wie ihn z. B. Fall 26 darstellt, der trotz der schweren affektiven Veränderung doch wieder den Eindruck einer ganz geschlossenen, in sich einheitlichen Persönlichkeit bietet. Denn mit der Umänderung des Gemütslebens geht hier eine Depravierung der gesamten Wertsetzungen, eine ethische Entdifferenzierung der Persönlichkeit einher, weshalb wir ja auch schon bei Fall 26 darauf hinweisen, daß er einen Eindruck macht, wie man ihn von einem persönlichkeitsveränderten Trinker her kennt. Die völlige Unmöglichkeit, dem Patienten die Auswirkungen seiner affektiven Ausbrüche klarzumachen, die Unmöglichkeit, ihn einsichtig zu machen für seine affektiven Defekte und schließlich die Abschiebung aller Schuld auf seine Umgebung stellen hier durchaus vergleichbare Züge dar. Ebenso bietet Fall 25 Vergleichspunkte zu einem gewissen Typus schwerer Psychopathen. Er zeigt Züge jener sthenischen, erregbaren, dabei meist sehr intelligenten Persönlichkeiten, die durch die Überzeugtheit von sich selbst, die hohe Selbstwerteinschätzung und durch die Art, wie sie für alle Zusammenstöße die Schuld bei ihrer Umgebung suchen, von der sie sich beengt, benachteiligt, nicht genügend hoch eingeschätzt fühlen, hervorstechen. KRETSCHMER schilderte sie als Kampfparanoische.

d) Die Allgemeindementen.

Wie bei dem vorher geschilderten Syndrom ist auch über die unter diesem Typus vereinigten Patienten nicht mehr als beschreibend zu sagen, daß sie im allgemeinen dement sind. Das allgemeine Stimmungsverhalten und die Art des Affektlebens ist von Fall zu Fall verschieden. Darin aber gleichen sich die Patienten alle, daß sie in ihren gesamten Leistungen, wo man auch anpackt, herabgemindert sind, und daß für die Art und Weise ihrer psychischen Funktionen und Verläufe bestimmtere Strukturen nicht faßbar sind. Wohl ist hie und da ein Zug noch objektivierbar, wie er im organischen Syndrom eine Rolle spielt, z. B. eine allgemeine Verlangsamung und Erschwerung oder eine gewisse Aussparung des eigenen Lebensraumes bei der Unmöglichkeit der Hinlenkung auf neu, produktiv zu Leistendes. Oder eine gewisse Egozentrik, die Ähnlichkeiten hat mit der epileptischen Persönlichkeitsveränderung, ist herausstellbar. Doch sind dies immer nur Einzelzüge, nicht geeignet, etwa als Grundstörung das Gesamtbild verständlich zu machen oder auch nur für die Senkung des allgemeinen Leistungsniveaus der Patienten den Hauptakzent herzugeben. Wie bei Fall 15, Fall 16, Fall 18 hat man strukturmäßig unfaßbare, verschwommene Bilder vor sich, deren Störungen unmöglich auf ein einheitlicheres formales Gerüst abziehbar sind. Die einzelnen Zustandsbilder schwanken auch in bezug auf die Quantität der Störungen von leichteren affektiven und intellektuellen Veränderungen her bis zu den allgemein aufs Schwerste abgestumpften und völlig dementen Paralysen hin, d. h. bis zu jenen Bildern hin, wie sie von früher her als der schicksalsmäßige Endpunkt des paralytischen Prozesses bekannt sind. Unter den leichter veränderten Patienten findet man jene wieder, die in ihrer allgemeinen Passivität, in der Flachheit ihres Gemütslebens und in der vorherrschenden leichten Euphorie jene Paralytiker darstellen, bei denen die französische Forschung sehr anschaulich von der „Vertu pathologique“ spricht. MAUZ widmete diesem Typus eine eigene Studie.

e) Das amnestische Syndrom.

Herauszuheben als fester strukturiertes Syndrom sind noch diejenigen Patienten, die in das klinische Bild des amnestischen Symptomenkomplexes hineingehören, wie z. B. Fall 28. Die Erörterung der eigentlich psychotischen Zustände nach der Fiebertherapie, zu denen wir auch die chronisch-halluzinatorischen und chronisch-deliranten Bilder zählen, haben wir vorher schon aus klinischen Gründen abgelehnt. Das amnestische Symptombild ist deshalb aber hier noch anzuführen, weil es ein auch von anderen organischen Prozessen her, z. B. den Vergiftungen, Alkohol, Arteriosklerose, Tumoren bekanntes Syndrom darstellt, und weil es auch in seiner Psychopathologie ein durchaus gut umschreibbares und strukturiertes Zustandsbild ist. Wie aus den Erörterungen bei Fall 28 hervorgeht, zeigt er die für den amnestischen Symptomenkomplex typischen Züge der allgemeinen Passivität; der nur momentan situationsmäßig präsenten, vollziehbaren Leistungen; des restlosen Zerfalls aller situativ aufgebauten Gesamtgestaltung zu einfacher, primitiver strukturierten Komplexen, die festgehalten und nicht mehr abgewandelt werden können. Bei ihm reicht die Katamnese über 1 Jahr hinweg. Derartige Zustandsbilder können also anscheinend sehr lange anhalten.

f) Individuelle Reaktionen.

Ein kurzes Wort ist noch über bestimmte Züge zu sagen, wie sie bei den persönlichkeitsveränderten Paralytikern auftreten. Es sind hier solche eigenartigen Veränderungen gemeint, wie sie z. B. Fall 28 bietet. Sie passen nicht ohne weiteres in die Gesamtbilder, wie sie hier typologisch eingefangen sind, hinein, sondern sie müssen als streng individuelle Reaktionen aufgefaßt werden. So zeigt Fall 28 eine sehr bemerkenswerte ablehnende Einstellung gegen seinen Sohn. Wir haben in unserem Material noch einen Fall, der unter das Ermüdungssyndrom zu rechnen ist, der ebenfalls diese durchaus ablehnende Haltung gegen seinen Sohn aufweist. Ohne auf psychoanalytische Gedankengänge zurückgreifen zu müssen, wird man bei Betrachtung der Sachlage doch sagen können, daß es sich hier um Reaktionen sich verändert fühlender, nicht mehr in der früheren Vollkraft stehender Menschen auf jugendliche, elastische, leistungsfähige Jünglinge handelt, die als Rivalen erlebt werden. Dabei mag der Schuldkomplex, für die Erkrankung selbst verantwortlich und schuldig zu sein, ebenso eine Rolle spielen wie das Ressentiment, das eine Bejahung der Werthaftigkeit des Mitmenschen nicht mehr zustande kommen läßt. Daß eine derartige Einstellung bei unserem Material zweimal so ausgesprochen beobachtet werden konnte, hebt sie doch wohl über eine Zufälligkeit hinaus. Irgendwelche charakterlichen Züge aus der Gesundheit, die sie verständlich machen könnten, ließen sich nicht aufdecken. Vielleicht ist nur bemerkenswert, daß es sich beide Male um sehr intelligent gewesene Kunsthandwerker handelte, die aus kleinsten Anfängen sich zu recht bedeutenden Stellungen emporgearbeitet hatten. Beide Male war die Haßeinstellung gegen den Sohn dasjenige Moment, das die Patienten sozial kaum haltbar machte.

4. Statistik.

Den Katamnesen nach verteilen sich die Fälle auf die einzelnen Syndrome wie folgt:

Leichte Veränderungen	7
Ermüdungssyndrom	10
Antriebslose	6
Affektiv Veränderte	8
Allgemeindemente	19
Amestisches Syndrom	3
wozu noch 2 psychotische Fälle treten	56

Setzt man die *Anfangssyndrome* mit den *Syndromen nach der Fiebertherapie* in *Beziehung*, so ergibt sich ein Bild, wie es die umseitige Tabelle zeigt:

	Gesamtzahl	Leichte Störungen	Ermüdungs-syndrom	Urteilslose	Affektiv Veränderte	Allgemein-demente	Amnestisches Syndrom	Psychosen	Ohne Katamnese	
Körperlich Gestörte	4	1	1			2				
Asthenisierte	4		3		1					
Affektiv Veränderte	3		1			2				
Ermüdungssyndrom	3	1	1	1						
Erschöpfungssyndrom	5	2		1	2					
Enthemmte	2		1			1				
Depressive	3	1				1	1			
Hypomanische	3					2			1	
Organisches Syndrom	5			1		3		1		
Allgemeindemente	8	1		2	1	3		1		
Einfach Dösige	7		3	1	1	2				
Verworrene	6				2	3	1			
Delirante	2	1			1					
Amnestisches Syndrom	1						1			
	56	7	10	6	8	19	3	2	1	56

IV. Vergleiche und prognostische Ausblicke.

Wir wollen nicht der Versuchung unterliegen und allzuviel Schlüsse aus der vorseitigen Tabelle ziehen. Um zunächst etwas Negatives zu erwähnen, so ist festzustellen, daß sich die Meinung Bostroems von der besseren Prognose der manisch-depressiven Zustände bei unserem Material nicht bewahrheitet. Im Gegenteil ist die Entwicklung der Depressiven und Hypomanischen ausgesprochen schlecht.

Zu dem günstigsten Ausgang in leichte Störungen oder ins Ermüdungssyndrom stellen die körperlich Gestörten, die Asthenisierten, die Ermüdbaren und die Dösigen den Hauptkontingent. Es ist hier sehr auffällig und bemerkenswert, daß diese Bilder sämtlich Syndrome darstellen, deren wesentlicher psychologischer Grundzug mit „Demenz" noch nichts zu tun hat. In ihren biologischen Zustandsänderungen wird man also wohl mit Recht noch sehr leicht reversible Prozesse sehen können.

Am ungünstigsten entwickeln sich die schon ausgesprochen „organischen" Bilder, das organische Syndrom, die Verworrenen, die Allgemeindementen. Wieder ist es bedeutsam, daß diese Zustandsbilder auch in ihrer klinischen Erscheinungsform schon Anzeichen für eine tiefergehende Persönlichkeitszerstörung zeigen.

Nachuntersuchungen, Materialsammlungen größeren Umfanges müssen ergeben, inwieweit diese Aufstellungen zu Recht bestehen, und wie sich die vorgeschlagenen Einteilungen und Syndromkuppelungen bewähren.

V. Exkurs über die Demenzfrage.

Da das Material klein ist und nur eigentlichen psychopathologisch-klinischen Studien dienen soll, seien diejenigen Gesichtspunkte herausgehoben, zu deren Klärung die Arbeit nicht beitragen kann. Bei der Inbeziehungsetzung der Zustandsbilder vor und nach der Behandlung wird man sorgfältig alle Gesichtspunkte erwägen müssen, die unter Umständen geeignet erscheinen, hier als mitbestimmende Faktoren für das gebotene klinische Bild eine Rolle zu spielen.

Einmal könnten Geschlechtsunterschiede hier wirksam sein. Das Material setzt sich zusammen aus 39 Männern und 17 Frauen. Die Zahl ist also viel zu gering, zumal bei der differenzierten Typisierung der Fälle, um hier irgendwie klärend beitragen zu können. Aus der Aufteilung der Fälle nach dem Geschlecht, die völlig gleichmäßig sich in das Schema verteilen, läßt sich kein Schluß ziehen. Weitere Momente wären: Lebensalter bei der Infektion, Lebensalter beim Ausbruch der Krankheit, Behandlungsart, Inkubationszeit. Auch für diese Fragen vermag das Material nichts beizutragen. Die Zahl der Fälle, bei denen die angeführten Momente sicher bekannt sind, ist viel zu gering (kaum 30), als daß es sich lohnte, sie genauer aufzuzeigen.

Bei der hohen Wichtigkeit, die wir diesen Fragen beimessen, kann nur ein zahlenmäßig großes und statistisch genau erfaßtes Material ernsthaft zur Klärung beitragen und eine Basis zur Diskussion bieten. Ich will daher von ihrer Erörterung lieber ganz absehen, als einen unvollkommenen Beitrag liefern. Es dürfte aber durchaus im Bereiche der Wahrscheinlichkeit liegen, aus einer Bearbeitung dieser Momente für die Gestaltung der psychopathologisch-klinischen Bilder beim Beginn der paralytischen Erkrankung wichtige Fingerzeige zu erhalten, gerade dann, wenn man nur den Beginn beachtet, und nicht die ganze Erkrankung in ihrem gesamten Verlauf in Augenschein nimmt.

Ein weiteres sehr wesentliches Moment ist die Frage: Wieweit hat der Charakter des Patienten Einfluß auf das Zustandsbild bei der inzipienten Erkrankung? Diese Frage ist nicht so einfach zu klären, wie dies z. B. PERNET[1]) in seiner Arbeit über das klinische Bild der Paralyse versucht hat. Nur *ein* Parameter wäre die Vergleichung der Stimmungsgrundlage und des Tempos, wie es bei diesem Versuch geschehen ist. Denn ganz anders ist die Frage gestellt, wenn man fragt: Inwieweit bleibt der Charakter erhalten, wenn der pathologische Prozeß umgestaltend in die Psyche eingreift? Die Auswirkungen dieser Fragestellung sind gänzlich andere. Bei der ersten ist eine dynamische Auswirkung des Charakters auf die Formung und Ausgestaltung der Symptome mitgemeint. Bei der zweiten ist das Gewicht auf die quantitative Ausdehnung des Prozesses gelegt. Denn zunächst liegt hier beherrschend die Vorstellung zugrunde, daß der organische Prozeß nicht alle seelischen Schichten, Provinzen zugleich schädigt,

---

[1]) PERNET: Über die Bedeutung von Erblichkeit und Vorgeschichte für das klinische Bild der progressiven Paralyse. Berlin, Karger 1917.

sondern hier mehr, dort weniger zerstörend wirkt, wenigstens im Beginn, bis dann die Erkrankung mehr und mehr in diffus zerstörender Weise die Persönlichkeit umwandelt und sie damit zur eigentlichen paralytischen Demenz hinführt. Von der ersten Fragestellung ist es nur ein kleiner Schritt — vielmehr besteht streng genommen gar keine Trennungslinie — zu der dritten möglichen Problemstellung: Inwieweit ist der ursprüngliche Charakter für das Zustandsbild beim Krankheitsbegriff mitbestimmend? Das Schwergewicht liegt hier also durchaus auf dem Charakter, dessen Einfluß auf die psychischen Änderungen durch den Prozeß untersucht werden soll. Über diese Beeinflussung hinausgehend kann sogar nach einer Disposition gesucht werden, die der Charakter für ein bestimmtes Krankheitszustandsbild mitbedingen könnte, etwa in dem Sinne, wie sie der pyknische füs das manisch-depressive Irresein ist.

Das Ergebnis der Bearbeitung dieser Fragen wird kaum der Mühe lohnen, aber trotzdem sei ihnen in großen Zügen nachgegangen. Schwierigkeiten ergeben sich von vornherein, wenn man sich für die charakterliche Schematisierung nicht allzu einfacher, und daher wenig besagender Einteilungsprinzipien bedienen will. So würde eine Trennung in schizoide und pyknische Typen kaum weit führen. Andere Schemen anzuwenden, wie sie z. B. die Psychopathienlehre bietet, ist unmöglich, da es sich ja nur bei einem gewissen Bruchteil der Persönlichkeiten um Psychopathen handelt. Es dürfte also zunächst nichts übrigbleiben, als eine kurze charakterliche Beschreibung und die Zustandsbilder nebeneinander zu setzen, und nach unmittelbar auftauchenden, verständlichen Beziehungen zu suchen. Dabei setzt dann die weitere Schwierigkeit ein, daß man natürlich nun von der quantitativen Auswirkung des Krankheitsprozesses nur schätzungsweise etwas wissen kann. Stelle ich z. B. fest, daß sich unter den 4 Fällen, die im Syndrom der Asthenisierten vereinigt sind, 3 Persönlichkeiten finden, die als ernst, verhalten, korrekt, gewissenhaft, feinfühlig zu bezeichnen sind, so scheint zunächst eine durchaus verständliche Inbeziehungsetzung der beiden Reihen möglich. Finde ich dann aber derartige Persönlichkeiten auch in der Mehrzahl in der Gruppe, die das Erschöpfungssyndrom bilden, so wird diese Beziehung wieder problematisch. Sie würde es nicht werden, wenn ich nachzuweisen vermöchte, daß das Erschöpfungssyndrom die auf das asthenische folgende Prozeßstufe wäre, daß also bei weiterer Auswirkung der Krankheit die Asthenischen zu den Erschöpften würden. Hierfür fehlt aber jede Beurteilungsmöglichkeit. Also bedeutet die bei den Asthenischen zunächst aufzuzeigende Beziehung zwischen Charakter und klinischem Zustandsbild noch nichts, vor allem nichts bei der kleinen Zahl der Fälle. Aus demselben Grunde wäre auch der Feststellung wenig Wert beizumessen, daß unter den Hypomanischen und Depressiven sich vorwiegend solche Charaktere befinden, die als warm, freundlich, menschen- und lebensnah, aufgeschlossen umschrieben werden können. Denn unter den Persönlichkeiten, die später exogene Reaktionstypen bilden, finden sie sich auch in der Überzahl. Einiges Gewicht bekommt die Beziehung bei den Affektiv- und Tempoveränderten erst dann, wenn man Erfahrungen auf anderen Gebieten heranzieht, wie die Mehrbeteiligung dieser Charaktere am manisch-depressiven Irresein. Auch dann aber wären erst wieder diejenigen Fälle herauszulösen, bei denen manisch-depressive Belastung vor allen Dingen an die Auslösung einer Verstimmung von endogenem Typus durch die paralytische Erkrankung denken lassen muß, also die Fälle, die Bostroem bei seinen Bearbeitungen dieser Fragen im Auge hat. Ob dies nicht überhaupt die einzige, wirklich aufzustellende Beziehung zwischen Charakter und Gestaltung des Krankheitssyndroms beim Beginn überhaupt ist? Bei der Tatsache, daß die Typen der Enthemmten, der Affektiv-Veränderten, des organischen Syndroms Züge zeigen wie die Tempoveränderung, die Veränderung der Grundstimmung usw., die einzeln durchaus den psychischen Veränderungen bei den Hypomanischen z. B. vergleichbar sind, ist eine weitgehende strukturelle oder dynamische Inbeziehungsetzung kaum möglich. Dann aber kommt hinzu das Problem der organischen Euphorie. Sie ist sicher nicht an charakterliche Typen gebunden, sondern eine exogene Veränderung wie die Bewußtseinstrübung, und aus charakterlicher, stimmungsmäßiger, affektiver Disposition oder Grundhaltung nicht ableitbar. Daß beim beginnenden Krankheitsprozeß mehr als später nach einer längeren Auswirkung die Persönlichkeit in ihrer individuell-charakterlichen Gestaltung erhalten bleibt, ist natürlich. Damit ist aber eben über den Typus dieses Krankheitsbildes selbst weiter nichts ausgesagt, und auch wohl kaum etwas mehr zu erweisen.

Eine Vergleichung der Zustandsbilder vor und nach der Malariabehandlung dürfte ebenfalls erst bei großem Material von Wert sein, um durch die große Zahl diejenigen Momente wenigstens in etwa auszuschalten, die mir einen Vergleich bei meinem Material nicht schlüssig erscheinen lassen. Nur bei einer großen Fülle an Material kann man die Frage vernachlässigen, inwieweit sich bei der Therapie der Prozeß noch ausgewirkt hat. Daß die individuell-charakterlichen Züge bei der Persönlichkeit nach der Behandlung wieder deutlicher hervortreten, ist schon gesagt worden, zumal wenn alle Einschläge vom Typus exogener Reaktionen dann abgeklungen sind.

Große Schwierigkeiten beginnen dann, wenn man sich der Frage nähert, inwieweit man charakterliche Veränderungen, die im Zustandsbild nach der Therapie faßbar sind, schon unter den Begriff der Demenz rechnen soll. Ausschalten müssen hier die schon früher hervorgehobenen Momente, die eine Demenz im Zustandsbild vor der Therapie nur vortäuschen, wie z. B. die Bewußtseinstrübung. Dann sind diejenigen Faktoren herauszunehmen, die für die Intelligenz nur Vorbedingungen darstellen, wie Antrieb, Ausdauer, Anregbarkeit und dergleichen. Endlich ist zu fragen nach den Wandlungen, die die Persönlichkeit darüber hinaus erfahren hat. Auch hier sind zunächst Veränderungen allgemeiner Natur wie Einschränkung des Lebensraumes, Einengung auf das eigene Ich, Verlust an Interessen, Niveausenkung zunächst zu betrachten, ehe man die eigentlichen Intelligenzstörungen in strengem Sinn in Augenschein nimmt.

Diese Überlegungen vereinfachen sich beim Paralytiker gegenüber der Sachlage beim Encephalitiker insofern etwas, als man nicht mit Jugendlichen zu rechnen hat, deren charakterliche Entwicklung durch den Krankheitsprozeß unterbrochen, gestört, unmöglich gemacht oder in andere Richtung gedrängt ist. Weiterhin entbehren die Veränderungen beim Paralytiker, auch wenn sie noch so leicht sind, des ausgesprochen fokalen Charakters, den sie beim Encephalitiker haben. Gerade die von vornherein immer diffuse Schädigung der Persönlichkeit beim Paralytiker macht aber andererseits die Diskussion schwieriger. Denn, wie aufgezeigt worden ist, heben sich ja auch bei ihm gewisse Gebiete heraus, auf denen der Schwerpunkt der Schädigung oder Veränderung liegen kann. Wenn zur Typisierung der Zustandsbilder dann diese Gebiete in den Vordergrund gehoben wurden, und möglichst weitgehend die Persönlichkeit unter dem Gesichtspunkt dieser umschreibbaren Störungen betrachtet wurde, so darf man sich bei derartigem Vorgehen doch nicht dem verschließen, daß es stets zum mindesten ein zweifelhaftes Beginnen sein muß, nun etwa *alle* Störungen auf diese Faktoren zurückzuführen.

Bei der Art der gewählten Typisierung wechselt die Basis, auf der sich der Typus aufbaut, fast mit jedem einzelnen. Einmal sind es die Affekte und ihre Änderungen, die als Grundzug bestimmend sind, dann das Verhalten der Antriebe usw. Das erschwert eine unmittelbare Prüfung der Zustandsbilder auf ihre „Demenzwertigkeit". Direkte Beziehungen zur Demenz haben nur das organische Syndrom und die Allgemeindementen. Ihre Grundlage ist ja zur Demenz hin orientiert. Ein wie wesentliches Problem trotz dieser anderen Orientierung der Zustandsbilder die Demenzfrage für die progressive Paralyse bleibt, zeigt aber die Schilderung der nach der Fieberbehandlung gebotenen Bilder. Auch hier gilt natürlich, wie schon hervorgehoben wurde, daß der Schwerpunkt der psychischen Veränderungen zwar in den zur Basis des Typus gewählten psychischen Bereichen liegt, daß aber die psychischen Veränderungen doch immer durch die ganze Persönlichkeit hindurchgehende sind, wenn sie auch noch so leicht sind, oder noch so schwer faßbar sind. Auch die differenziertere Schilderung der einzelnen Zustandsbilder, sowohl vor als auch nach der Behandlung, ergibt doch die Richtigkeit des Prinzips, daß es sich bei der Paralyse immer um einen allgemeinen Abbau der Persönlichkeit handelt, gewissermaßen immer um einen Totalangriff auf sie. Lediglich die Dauer des Krankheitsprozesses, seine Intensität, seine Auswirkung in der Zeit bringt die besondere Betonung verschiedener psychischer Gebiete mit sich.

Es könnte so scheinen, als hätten wir uns eine Erörterung der Demenzfrage schon dadurch sehr erschwert, daß wir als Grundzüge der einzelnen Typen nur solche psychischen Erscheinungen und Funktionen gewählt hatten — wenigstens für die übergroße Mehrzahl —, die man höchstens im weitesten Sinne als „Vorbedingungen" (Jaspers) für die Intelligenz werten könnte. Doch läßt sich gegen diesen Einwand ins Feld führen, daß eine Herausschälung der eigentlichen Intelligenz, oder besser des speziellen intelligenten Verhaltens, ohne vorherige Analyse dieser Momente, die nur Vorbedingungen sind, nicht möglich erscheint.

Betrachtet man die Analyse des Denkverlaufes bei einem Patienten, so wird man sicher mehr an psychologischen Tatsachen erfahren, als man unter dem Kapitel Intelligenz unterzubringen vermöchte. Abgesehen von den Gedächtnisfunktionen, der Auffassung, Aufmerksamkeit wird man z. B. sehen, daß er sehr umständlich denkt, sich nur langsam unter Benutzung vieler Zwischenglieder auf sein Denkziel zubewegt, daß die eine Aufgabe, die er gerade löst, ihn immer ganz besetzt behält und mit Beschlag belegt usw. Man wird also auch wesentliche Ablaufsweisen, Verhaltens- und Vollzugsarten dabei erkennen, die nicht nur Angelegenheiten speziell des Denkens sind, sondern Arten und Weisen sind, die der Gesamtpersönlichkeit in ihrem Totalverhalten eignen. Setzt man demgegenüber eine Beschreibung lediglich der Resultate seiner Intelligenz, verglichen mit denen eines Normalen, so wird diese Zusammenstellung sicher viel nichtssagender, trockener ausfallen und wird aber wohl kaum der Denkanalyse etwas Wesentliches hinzuzufügen haben.

Aber auch diese Sachlage wird wieder dadurch kompliziert, daß es vielleicht doch Änderungen der Intelligenz, des intelligenten Verhaltens gibt, die die Gesamtpersönlichkeit noch völlig auf ihrem Niveau belassen. Z. B. wird eine Einschränkung der intelligenten Überschau bei einem alternden Menschen, der früher z. B. 5—6, jetzt aber nur noch 2—3 Denkglieder übersah, an seinem Persönlichkeitsniveau noch nichts Wesentliches ändern. Andererseits wird eine allgemeine Verlangsamung aller Abläufe in der Zeit bei einem Kranken seine Intelligenz in ihren Resultaten noch nicht zu tangieren brauchen. Es wäre demnach festzuhalten, daß zu trennen wären:

A. Störungen der Gesamtpersönlichkeit und ihre Auswirkung in der Intelligenz, ihre Manifestierung unter anderem auch bei intelligenten Verhaltungsweisen.

B. Störungen bestimmter psychischer Provinzen, z. B. der Antriebe und ihrer Auswirkung auf die anderen seelischen Bereiche unter anderem auch in der Intelligenz.

C. Spezielle Intelligenzstörungen und ihre Rückwirkung auf die übrigen Vollzüge der Persönlichkeit.

Besonders eindringlich tritt bei dem ganzen Problem in Erscheinung, gerade dann, wenn man die Intelligenz zu ihrer pathologischen Umkehrung, der Demenz, in Beziehung setzt, daß bei der Intelligenz immer 2 Reihen zusammengefaßt werden, die Resultate des denkenden Verhaltens und das Denken selbst. Für den Normalpsychologen sind, oder waren doch jedenfalls, dabei Erörterungen, warum diese Wege und keine anderen zur Aufgabenlösung gewählt wurden, woher die speziellen Anreize zur Aufgabenlösung auf eine bestimmte Art stammen, nicht sehr erheblich. Alles das gehörte zumeist in eine Analyse des Denkverlaufes, die der Psychologe von einer Darstellung des intelligenten Verhaltens aber trennte. Für den Psychopathologen ist diese Trennung aber nicht möglich, ja er wird geneigt sein, in den Intelligenzprüfungen vielmehr lediglich Bestätigungen zu sehen für die Anschauung, die er sich von der Art des Denkens bei einem bestimmten Patienten gebildet hat. Er wird die Resultate nie von ihrem Boden, auf dem sie wachsen, und von den Gesetzen, die sie von der gesamten Persönlichkeit empfangen, lösen können. Eher wird noch der Kliniker die Intelligenzprüfung lediglich ihren Resultaten nach gelten lassen, aber auch nur als allgemeinste Orientierung, um über den allgemeinen Befund, den allgemeinen Zustand des betreffenden Patienten einigermaßen, in großen Zügen ins Bild zu kommen.

Jaspers hat schon in seinen Auseinandersetzungen über die verschiedenen Möglichkeiten, die Intelligenz zu prüfen, auseinandergesetzt, daß die Demenz sich nicht streng definieren lasse. Auch ich bin der Meinung, daß man hier viel elastischer sein sollte und nicht um scharfer Definitionen willen die Dinge hin- und herwenden sollte. Es gibt eben doch die beiden Möglichkeiten, daß der Psychiater einmal auf die Intelligenz bei einem Patienten das Hauptgewicht legt, d. h. auf die Unterschiede, die ein bestimmter Patient gegenüber dem Normalverhalten zeigt, z. B. bei einem debilen Kinde, bei dem es sich um die Schulungsmöglichkeit handelt. Demgegenüber legt er ein andermal das Hauptgewicht auf die Demenz, d. h. auf die Art und Weise des Denkverhaltens und die Gestaltung der Denkresultate bei einem organisch geschädigten Menschen. Das Normalverhalten ist dann bei dieser Fragestellung nur allgemeinste Orientierung. Der Hauptakzent liegt nicht auf den Unterschieden zwischen dem normalen und dem pathologischen Fall, sondern auf den ganz speziellen Gesetzen, Verhaltensweisen, die beim Kranken, z. B. beim Paralytiker faßbar sind. Dies letztere ist die Fragestellung beim Demenzproblem der Klinik. Weil sie ganz anders orientiert ist, braucht sich daher die Klinik nicht an Auffassungen gebunden zu fühlen, die noch aus der Zeit stammen, da man Prüfungen der Intelligenz und ihres Abbaus lediglich im Vergleich zu Normalleistungen kannte. Schon allein dieser Grund scheint mir schwerwiegend genug, um die Basis mit gutem Gewissen zu verlassen und das Demenzproblem nicht nach dem normalen Intelligenzverhalten hin zu orientieren. Es würde ja im Prinzip sonst nichts anderes übrigbleiben, als an einer Reihe von Resultaten bei einem Kranken sein gestörtes Intelligenzverhalten darzulegen, und dies dann Demenz zu heißen. An anderen Analysen würde dann gezeigt werden, wie diese Intelligenzdefekte zustandekamen, sich auswirkten oder sich herleiteten. Hierauf würde zweifellos der Hauptakzent liegen. Sicher wird das Intelligenzverhalten immer ein Richtungspunkt bleiben für die Frage: Senkung des Leistungsniveaus oder nicht? aber es wird auch nicht mehr sein. Schwierig wird die Entscheidung nur beim potentiellen Erhaltensein des Leistungsniveaus bei Antriebs- und Willensstörungen, wie sie z. B. die Encephalitis epidemica im Gefolge hat. Denn andererseits spricht der Kliniker ja gern von „affektiver" Demenz, warum also nicht auch von z. B. „Antriebs"-Demenz?

Stertz haben ähnliche Gedankengänge und Fragen veranlaßt, den Begriff des Persönlichkeitsniveaus schärfer zu analysieren und zu umschreiben. Einerseits stellt er dar, daß die Senkung des Leistungsniveaus beim Paralytiker immer gleichzeitig eine solche des gesamten Persönlichkeitsniveaus bedeute. Andererseits weist er bei Gefühls- und Willensstörungen andersartiger Kranker, z. B. der Encephalitiker, darauf hin, daß hier zwar das Persönlichkeitsniveau gesenkt sei, aber die Intelligenz nicht gelitten habe, diese Patienten also nicht dement seien. An anderer Stelle präzisierte auch Stertz seinen Standpunkt dahingehend, daß das Demenzproblem immer nur zum Zustand der einzelnen Persönlichkeit vor ihrer Erkrankung bestimmt sein könne, und man sich hierbei des Seitenblickes auf ein normales Intelligenzverhalten überhaupt zu enthalten habe. (Im Gegensatz zur Analyse des angeborenen Schwachsinns.) Stertz ist anderer Meinung als Gruhle, der das Demenzproblem auf die Intelligenzstörungen beschränkt wissen will. Stertz machte darauf aufmerksam, daß Antriebsstörungen und dergleichen die Intelligenzfunktionen eines Kranken praktisch völlig lahmlegen können. Er spricht mit großer begrifflicher Elastizität von partieller, diffuser Demenz und solchen Störungen, die durch herdförmige Einbrüche in die physiologische Hirnfunktion hervorgerufen werden, wie z. B. die Defektzustände bestimmter, definierbarer Natur nach Kopfschüssen. Damit ist dann unter Demenz jeglicher Defektzustand überhaupt gemeint. Mir scheint diese Fassung des Begriffs und seine Verwendung nicht allzu glücklich. Zuzugeben ist, daß es nur die beiden Auswege zu geben scheint, entweder mit

STERTZ nur von einzelnen Formen der Demenz zu sprechen, oder mit GRUHLE den Begriff einzuschränken. Ein möglicher Ausweg ist gegeben, wenn man den Demenzbegriff zur klinischen Kennzeichnung eines Zustandsbildes nur dann verwendet, wenn der Hauptakzent auf Störungen der Leistungen und Fähigkeiten gelegt werden soll. In allen anderen möglichen Fällen wären Bezeichnungen zu verwenden, die zwar eine solche Senkung des Leistungsniveaus nicht ausschließen, aber auch nicht zum Zentralpunkt, zur Basis der klinischen Umschreibung haben. Damit würde man der Herabminderung der Intelligenz als dem Wesentlichen der Demenz (BOSTROEM) gerecht werden, aber auch alle anderen Formen von Persönlichkeitsschädigungen unterbringen können, die zwar Störungen der Intelligenz zur Folge haben, ohne solche aber primär zu bedeuten; und endlich würden solche Veränderungen untergebracht werden können, die Senkungen des Persönlichkeitsniveaus darstellen und damit evtl. unter anderem auch solche ihrer Leistungen.

Setzt man als Oberbegriff organische Persönlichkeitsschädigungen, so kann man aufteilen:

A. Persönlichkeitsveränderungen von fokalem Charakter:

a) denkbestimmte
wie: Verlangsamung, Einengung der Überschau, amnestische Störungen, Nachlassen der Aufmerksamkeit;

b) affektivbestimmte
wie: Euphorie, Reizbarkeit, Explosivität, Enthemmung;

c) antriebsbestimmte
wie: Bradyphrene, Hypermetamorphotische, Antriebslose;

d) spezielle, geschlossene Typen
wie: a) die epileptische Persönlichkeitsänderung;
b) strukturell einheitlich bestimmte Persönlichkeitsänderungen wie: z. B. „Gestaltzerfall“ (GOLDSTEIN), „Synthesenstörung“ (GRÜNBAUM-BOUMANN, WOERKOM).

B. Allgemeine Persönlichkeitsänderungen:

a) allgemeine Senkung des Persönlichkeitsniveaus
wie: Ermüdbarkeit, Asthenisierung;

b) allgemeine, aber strukturmäßig einsichtige Demenz
wie: das organische Syndrom, die epileptische Demenz, das amnestische Syndrom;

c) diffuse Demenz
wie: die paralytische, arteriosklerotische, senile usw.

Jetzt besteht aber die Schwierigkeit, jene Persönlichkeitänderungen unterzubringen, die sich zwar bei fokal gestörten Fällen vor allem finden, aber trotzdem Änderungen der gesamten Persönlichkeit darstellen, wie z. B. die Reizgebundenheit, Neigung zum Konkreten, zur Anschaulichkeit bei allen Denkvollzügen, Synthesenstörungen, die organische Ordentlichkeit und Pedanterie. Diese Arten der Verhaltens- und Ablaufsweisen können ja überall in fast jedem der oben aufgereihten Bilder mitenthalten sein. Nimmt man sie allein für sich, so charakterisieren sie wohl am besten die allgemeine „Senkung des Persönlichkeitsniveaus.“ Wenn auch bei der Herausschälung dieser Veränderungen durch GOLDSTEIN, GRÜNBAUM, WOERKOM u. a. der Ton auf dem „Anders“-Verhalten lag, so bedeuten sie doch auch immer ein Weniger, eine Einschränkung, eben eine Senkung des allgemeinen Niveaus der Persönlichkeit. Der Begriff Demenz bliebe nach dieser Aufstellung der Charakterisierung jener Zustandsbilder vorbehalten, bei denen der Schwerpunkt auf der Änderung des Leistungsniveaus liegt, und zwar eine Änderung, die entweder gar nicht weiter auf bestimmte funktionelle Störungen zurückgeführt werden kann oder doch auf Syndrome solcher Funktionsänderungen, die die gesamte Persönlichkeit umfassen. Der spezielleren Umschreibung der einzelnen Demenzformen wieder, wie sich z. B. die senile näher charakterisieren ließe, ist jeder Spielraum gelassen. Nur allgemeinen psychopathologischen bzw. klinischen Gesichtspunkten kann ja ein Schema überhaupt gerecht werden.

Eine Frage bleibt nun aber noch, die Beziehung des Demenzbegriffes zur Zeit, d. h. zur Dauer der Schädigung. STERTZ bindet sich nicht eng an den sonst üblich gewesenen Gebrauch, den Demenzbegriff nur für Dauerschädigungen zu verwenden (BUMKE). Er hält es für durchaus nicht untunlich, von vorübergehender Demenz zu sprechen. BOSTROEM will die Dauer der Schädigung nicht ausgeschaltet wissen. Dies ist wenigstens die Konsequenz aus seinem Standpunkt, den er in bezug auf die Frage nach der Heilbarkeit der paralytischen Demenz einnimmt. Er meint, daß alle diejenigen Störungen, die vor der Behandlung als Demenz imponierten, nachher aber geschwunden seien, nur durch Störungen der Vorbedingungen der Intelligenz bedingt, also vorgetäuscht waren. Nur diese bildeten sich zurück, z. B. Bewußtseinsänderungen, Aufmerksamkeitsstörungen, affektive Veränderungen usw. Er hält Remissionen im Gebiet des eigentlichen Achsensyndroms der Paralyse, der diffusen Demenz also, nicht für möglich. Damit wendet er sich gegen diejenigen Forscher, die gerade aus den Erfahrungen mit der Fiebertherapie der Paralyse heraus nach einer Revision des Demenzbegriffes verlangten, wie STEINER. Dieser Zwiespalt ist nun kaum durch theoretische Überlegungen lösbar.

Ob BOSTROEM mit dieser Meinung immer recht hat, mag dahingestellt bleiben. Diejenigen Fälle, bei denen eine Demenz als dauernder Leistungsabbau diagnostiziert war, und bei denen sich dann herausstellte, daß die Diagnose wahrscheinlich falsch war, würden prinzipiell kaum bei der Frage nach der Fassung des Demenzbegriffes in die Wagschale fallen. Im wesentlichen würde es auch nicht viel bedeuten, wenn es dem Kliniker im Einzelfalle einmal unmöglich bliebe zu trennen: Leistungsnachlaß durch Randsymptome oder als Achsensyndrom? Bestimmend dürfte es nur sein, bei der Diagnose auf einen Demenzprozeß einen Abbauprozeß im Auge zu haben, der prinzipiell einen Dauerzustand darstellt. Daran brauchen auch die evtl. Erfolge bei der Fiebertherapie der Paralyse nichts zu ändern. Die Arbeit daran, möglichst scharf die einzelnen Zustandsbilder in ihren Funktionsgrundlagen zu durchforschen, immer mehr Leistungsstörungen, die nur Resultanten darstellen von echten, nicht weiter zurückführbaren, zu trennen, wird der Demenz den Boden entreißen, den sie ungerechtfertigterweise heute im klinischen Sprachgebrauch noch besetzt hält.

Auch STERTZ würde ja eine derartige erneute Durcharbeitung der Klinik der Paralyse begrüßen.

Ich halte eine Revision des Demenzbegriffes hinsichtlich der in ihn einbegriffenen Dauerschädigung auch deshalb nicht für unbedingt geboten, weil die Erfolge der Fiebertherapie selbst kaum dazu angetan scheinen, ihn so notwendig zu verlangen. Vom Erfolgsstandpunkt aus ist doch das unterbreitete Material dazu angetan, etwas skeptisch zu stimmen. Wenn man bedenkt, daß es sich um früh diagnostizierte Fälle handelt, daß z. B. auch Fälle, die einmal einen paralytischen Anfall gehabt haben, der in seinen Erscheinungen vorüberging, und nachdem die betreffenden Patienten ein Jahr oder noch mehr gesund erschienen, nicht darin enthalten sind, dann muß trotz aller Remissionen das Endresultat als nicht gerade erfreulich beurteilt werden. Ganz abgesehen von der evtl. Arbeitsfähigkeit, die ja bei den heutigen Zeitläufen kein Kriterium mehr ist, sind doch praktisch die übergroße Mehrzahl der behandelten Patienten als krank zu bezeichnen. Zum mindesten bedürfen sie von seiten der Angehörigen immer besonderer Fürsorge oder Aufsicht und Behütung. Die einigen wenigen besonders glücklichen Heilungen vermögen doch daran nichts zu ändern, daß eine weitaus größere Anzahl der Patienten nicht nur sozial tot sind, sondern sogar erhebliche Belastungen darstellen. Man darf sich doch nicht dem verschließen, daß in vielen Familien der behandelte Paralytiker lediglich noch als Empfänger irgendwelcher Renten gewertet wird. Sicher kommt mancher nur deswegen nicht mehr in Anstaltsbehandlung, weil dieser Faktor eine ganz wesentliche Rolle für die einzelnen Familien spielt. Kann man es doch bei den Katamnesenerhebungen immer wieder erleben, daß Frauen von Kleinbauern, die selbst die Kosten tragen müssen, alles schön färben; andere dasselbe tun, weil sonst nur ein schmales Hausgeld noch bleibt usw. Es ist sehr schwer, bei den Untersuchungen sich nicht durch den komponierten Eindruck, den ein Patient macht, bestechen zu lassen, andererseits aber auch nicht hinter jeder kleinen Nachlässigkeit gleich eine erhebliche Demenz zu vermuten. Auf kleine Situationsreaktionen und -merkmale, wie PÖNITZ sie hervorhebt, möchte man sich lieber doch nicht verlassen.

Die Vielgestaltigkeit der Zustandsbilder selbst ergibt, wenn man sie insgesamt übersieht, einen sehr guten Eindruck von der Totalität des Abbauprozesses bei der Paralyse. Dieser Totalangriff wird noch anschaulicher, wenn man die kurze Zeitspanne von einem halben Jahr hinzubedenkt, aus der sie entnommen sind. Für die Struktur dieses Abbauprozesses selbst ist ein Vergleich der Zustandsbilder vor und nach der Therapie nur mit äußerster Vorsicht zu verwenden, da die Patienten nach der Therapie die Reste des Abbaus keineswegs in reiner Form erkennen lassen. Im Gegenteil verschleiern die Faktoren, die schon zu umschreiben versucht wurden, gerade weil sie fast ausschließlich die Persönlichkeit in ihrer Gesamtheit betreffen, das Bild fast völlig. Lediglich das geht wohl aus der Gegenüberstellung hervor, daß der paralytische Prozeß gewissermaßen von innen nach außen die Persönlichkeit unterhöhlt. Damit ist gemeint, daß er doch wohl die eigentlichen Lebensenergien, den vitalen Turgor, am ersten untergräbt. Das Hervortreten der Ermüdbarkeit, der Veränderungen des Strebens-, Interessen- und Affektlebens spricht wohl sicher hierfür. Von diesem Gesichtspunkt aus ist es falsch zu sagen, der Paralytiker sinkt auf die Stufe des Tieres herab. Gerade das, was dann noch übrigbleiben müßte, die feine Regulation aller „instinktiven" Abläufe, jene feinen Regulatoren, die in der Situation die Reaktionen von Gefühl und Stimmung leiten, und die mit Leistungsabbau nichts zu tun haben, gerade sie werden zerstört und verändern den Kranken so tiefgehend.

Von hier aus gesehen erscheint es gar nicht so verwunderlich, daß der Paralytiker so schnell ein Gefühl für seine Erkrankung verliert. Nicht nur die Euphorie in strengem Sinne vermag das zu erklären, nicht nur der intellektuelle Abbau gibt hierfür eine zureichende Begründung. Diese Faktoren unterstützen sicher die klinische Tatsache, daß es gerade der Paralytiker ist, bei dem so auffällig häufig das Bewußtsein, die Beurteilung und Erkenntnis seiner Erkrankung schwindet. Ebenso wie das Gesundheitsgefühl, wie hervorgehoben wurde, ihm nach der Therapie im allgemeinen das Krankheitsgefühl nimmt und ihm eine objektive Kritik seiner selbst unmöglich macht, ebenso ist es vorher der Verlust jener feinen am Leibe verhafteten vitalen Regulatoren, die ihm jeden Gradmesser, jeden Maßstab raubt. Es handelt sich hier um eine Sachlage, die wohl auf derselben Ebene liegt wie beim Patienten des amnestischen Syndroms, bei dem die fehlende Absättigung der Triebe und Strebungen an anderer Stelle herausgestellt wurde.

Die Syndrome der Asthenisierung, Ermüdung, Erschöpfung, die man wohl, ohne zu viel zu behaupten, zu den leichteren Störungen rechnen kann, veranschaulichen diese Meinung sehr gut. Nicht der Verlust an Leistungsmöglichkeiten, Fähigkeiten als solcher steht im Vordergrunde, sondern die biologisch fundierten Voraussetzungen für sie werden zerstört. Und hier auch etwa nicht nur Vorbedingungen nur für die Leistung, auch das steht nicht im Vordergrunde. Die Reizbarkeit, Empfindlichkeit, die Unfähigkeit, sich zu beherrschen, Haltung zu haben, zeigen an, daß der immerwährend erforderliche Energieeinsatz leidet. Bei dem dauernd notwendigen Mitreagieren, Umstellen, Sichrichten, wie es die Situationen des Lebens verlangen, zeigt sich zunächst die Aushöhlung darin, daß der Kranke unterliegt, erschöpft wird. Er verzettelt sich entweder oder wird zu einfach, d. h. durch seine Vergröberung auffällig. Das Denken, die Fähigkeiten, sein Leistungsniveau ist so nur eine der Richtungen, nach denen sich der Krankheitsprozeß auswirkt, wie es scheint, nicht die erste, und wie die Syndrome nach der Behandlung zeigen, vielleicht nicht einmal die wichtigste.

Die relativ hohe Zahl der Allgemeindementen weist doch wohl darauf hin, daß natürlich der völlige Abbau der Persönlichkeit bald schon über diesen ersten Schritt hinausgreift. Ebenso wie die relativ niedrige Zahl des organischen Syndroms aufweist, daß bei dieser Zerstörung schnell alle eigentlichen Gesetze, alle einheitlichen Grundlinien zerstört werden. Selbstverständlich kann diese Formulierung des Syndroms der Allgemeindementen nur eine vorläufige sein. Daß einheitlichere Richtlinien bisher noch nicht auffindbar waren, beweist ja nichts für zukünftige Forschungsarbeit. Erschwert wird die Sachlage heute nur dadurch, daß in diesen Fällen erst recht mit der Therapie nicht gewartet werden kann. Die dann noch zur Verfügung stehende Zeit reicht nicht hin, nach allen Richtungen hin systematisch durchzuuntersuchen.

Literaturverzeichnis.

1. Aschaffenburg: Über Initialdelirien bei Typhus. Allg. Z. Psychiatr. **52**.

2. Bleuler: Lehrbuch der Psychiatrie. 5. Aufl. Springer, Berlin 1930. — *3.* Bonhöffer: Die akuten Geisteskrankheiten der Gewohnheitstrinker. Jena 1901. — *4.* Bonhöffer: Psychische Residualzustände nach Enzephalitis epidemica bei Kindern. Klin. Wschr. **1922**, Nr. 28. — *5.* Boström: Störungen des Wollens. Katatone und striäre Störungen. Bumkes Handbuch Bd. II. — *6.* Boström: Zum Verständnis gewisser psychischer Veränderungen bei Kranken mit Parkinsonschem Symptomkomplex. Z. Neur. **76**. — *7.* Boström: Über die Auslösung endogener Psychosen durch beginnende paralytische Hirnprozesse und die Bedeutung dieses Vorgangs für die Prognose der Paralyse. Arch. Psychiatr. **86**. — *8.* Boström: Die progressive Paralyse (Klinik). Bumkes Handbuch 8. — 7. Bürger-Prinz: Zur Frage der „Crampusneurose". Arch. f. Psychiatr. **79**. — *10.* Bürger-Prinz: Zur Psychologie des anamnestischen Symptomkomplexes. Arch. f. Psychiatr. **81**. — *11.* Bürger-Prinz u. Kaila: Über die Struktur des amnestischen Symptomkomplexes. Z. Neur. **124**. — *12.* Bumke: Lehrbuch der Psychiatrie. 2. Aufl. 1924.

13. Carrière: Schizophrenien im Verlauf malariabehandelter Paralysen und anderer chronischer Hirninfektionen. Allg. Z. Psychiatr. **91**. — *14.* Courbon: La vertue pathologique. Ann. méd.-psychol. **86**.

15. Dimitz u. Schilder: Psychische Störungen bei Encephalitis epidemica. Z. Neur. **68**. — *16.* Dupré-Logre: Du Psychodiagnostik de la Paralysie générale. Poinat, Paris 1914.

17. Ewald: Psychosen bei akuten Infektionen, bei Allgemeinleiden und bei Erkrankung innerer Organe. Bumkes Handbuch Bd. VII.

18. Gerstmann: Die Malariabehandlung der progressiven Paralyse. 2. Aufl. Berlin: Julius Springer 1928. — *19.* Goldstein: Die Lokalisation im Großhirn. Handbuch der normalen und pathologischen Physiologie. Bd. X. Berlin: Julius Springer 1927. — *20.* Goldstein: Über die gleichartige funktionelle Bedingtheit der Symptome bei organischen und psychischen Krankheiten. Mschr. Psychiatr. **57**. — *21.* Goldstein-Gelb: Psychologische Analysen hirnpathologischer Fälle. Z. Neur. **91**. — *22.* Gruhle-Berze: Die Schizophrenie. Berlin: Julius Springer 1929.

23. Hoche: Dementia paralytica. Aschaffenburgs Handbuch. Deuticke 1912.

24. Jahrreis: Störungen des Bewußtseins. Bumkes Handbuch Bd. 1.

25. Kraepelin: Psychiatrie. 8. Aufl., Bd. II. Leipzig: Barth 1913. — *26.* Kraepelin-Lange: Psychiatrie. Bd. II. Leipzig: Barth 1927. — *27.* Kretschmer: Der sensitive Beziehungswahn. Berlin: Julius Springer 1918.

28. Lange: Endogene und reaktive Gemütskrankheiten und die manisch-depressive Konstitution. Bumkes Handbuch Bd. VI.

29. Mendel: Die progressive Paralyse der Irren. Berlin 1880. — *30.* Mayer: Weitere Ergebnisse der Malariabehandlung der progressiven Paralyse. Arch. f. Psychiatr. **88**. — *31.* Mauz: Zur Psychopathologie malaria-remittierter Paralytiker. Arch. f. Psychiatr. **92**.

32. Pönitz: Zur klinischen und sozialen Bedeutung des defekt-geheilten Paralytikers. Münch. med. Wschr. **1929**, Nr. 23. — *33.* Pönitz: Der defektgeheilte Paralytiker. Z. Neur. **113**. — *34.* Pollack u. Schilder: Zur Lehre von den Sprachantrieben. Z. Neur. **104**.

35. Rosenfeld: Die Störungen des Bewußtseins. Leipzig: Thieme 1929.

36. Schneider, Kurt: Die Schichtung des emotionalen Lebens und der Aufbau der Depressionszustände. Z. Neur. **59**. — *37.* Schröder: Intoxikationspsychosen. Aschaffenburgs Handbuch. Deuticke 1912. — *38.* Steiner: Was lehrt uns die Encephalitis lethargica? Jkurse ärztl. Fortbildg Mai 1927. München: Lehmann. — *39.* Stertz: Über die Senkung des Persönlichkeitsniveaus als funktionelle Störung und als Defektsymptoms. Mschr. Psychiatr. **68**. — *40.* Stertz: Störungen der Intelligenz. Bumkes Handbuch Bd. I. (Dort die letzte Literaturzusammenstellung.) — *41.* Straus, E.: Wesen und Vorgang der Suggestion. Berlin 1925.

42. Thiele: Zur Kenntnis der Residuärzustände nach Encephalitis epidemica bei Kindern und Jugendlichen. Mschr. f. Psychiatr. Beihefte **36**.